JN300142

Asperger Syndrome & Social Relationship
Adults Speak Out about Asperger Syndrome

アスペルガー流 人間関係
14人それぞれの経験と工夫

ジュネヴィエーヴ・エドモンズ & ルーク・ベアドン 編著
鈴木正子／室﨑育美 訳

東京書籍

編集注

本書は、アスペルガー症候群や高機能自閉症の方たちが中心になって執筆されています。自分たちのことを「アスピー」を含めてさまざまな呼び方をしていますが、18頁に編者が記すように、それぞれ自らが好む方法で記述する権利を尊重し、この日本語版でも、各執筆者の記述そのままとしました。それにより、読者のどなたの感情を害することも望んでいないことを、あらかじめご了承・ご承知おきください。本書での略称は以下の通りです。

AS　Asperger syndrome　アスペルガー症候群の略称
NT　Neurologically typical　神経学的典型 → 定型発達（者）の略称

Asperger Syndrome & Social Relationships
Edited by
Genevieve Edmonds and Luke Beardon

Copyright © 2008 by Jessica Kingsley Publishers Ltd.
Japanese edition foreword copyright © 2011 by Tokio Uchiyama
Japanese edition text copyright © 2011 by Masako Suzuki & Narumi Murosaki
This Japanese edition is published by Tokyo Shoseki Co., Ltd., Tokyo
by arrangement with Jessica Kingsley Publishers Ltd., London
No part of this book may be reproduced or transmitted in any form or by any means, electronic or mechanical, including photocopying, recording or by any information storage and retrieval system, without prior written permission
from the Japanese publishers.
All rights reserved.
Printed in Japan

目　次

日本語版まえがき……………………………内山 登紀夫………7
シリーズへのまえがき………ジュネヴィエーヴ・エドモンズ………9
はじめに………………………………ルーク・ベアドン………11

第1章　単一チャンネルコミュニケーション
人間関係をオンラインで構築する………クリス・ミッチェル………19
ASの人たちのオンラインコミュニティへの参加　23
ASコミュニティ内のトラブルを避ける　24
オンライン環境を超えて：インターネットで知り合った人と実際に出会うとき　26

第2章　よりよい社会を開発する……スティーヴ・ジャーヴィス………27

第3章　天国と地獄　AS診断後とそれ以前　ヘイゼル・ポッテージ………35

第4章　ASと人との関わり
彼らに理解してもらうためには………ジャイルズ・ハーヴィー………41
なぜ友だちをつくることができなかったのか　42
では、どうすれば友だちができただろうか　43
ASの人たちは、友だちをつくるのに、どんな間違いをするか　45
ASは私にどんな影響をもたらしているか　46
その他の友だち　47　　将来何が起こりうるか　47

第5章　人間関係とコミュニケーションの問題
ニール・シェパード………49
はじめに　50　　ASの人たちも「友だち」が必要？　50
誤解が重なるとどうなるか　51　　「正直病」53
誤解されることがなぜそんなに問題なのか　57
つき合ってみると、その努力は間違いなく報われる　58
エネルギーを使い果たしていることに気づかれない　60
自力で問題解決を図ることの困難さ　61
粘り強くがんばるしかない　63

第6章　人間関係、とくに友情について
アレクサンドラ・ブラウン………64
うまく会話に加われない　65　　ふるまい方がわからないための混乱　67
自分をストレス下に置くことがよいと思っていた　68
小さい頃、シャイな子どもだった。中学からは私立へ　69
友だちができない…都合のいいようにあしらわれていた　71
友だちのしくみがわからない　74

友だちに愛着をもつこと…それは恋愛感情に似ている 75
「友情」は常に頭から離れない 77
友だちが何人いるかなどどうでもいい 78

第7章 社交の世界と私 …………… カムレシュ・パーンディヤ ……… 80
背景 81　自閉症のサポートワーカーの職に就くまで 81
仕事をはじめた、いろいろあった日々 84
診断まで 86　ASの診断を受け入れるまで 88
一族のならわしに戸惑い 89　ガールフレンド 91
職場の仲間とのつきあい 92

第8章 アスピー村 オンライン交流フォーラム
ディーン・ウォートン ……… 93
10代 93　大学 94　アスペルガー社会に入る 95
私の作ったサイト 95　架空のシナリオ 98
メンバー中心のサイト 99　村での役割 100
チャットルーム 100　オフ会 101　人とのつき合い方 105

第9章 社会的関係を理解し楽しむ ウェンディ・ローソン ……… 107
「私のタイミングははずれる」109　人の中に入ること 110
考えなくてはならないこと 112　たとえばこんなこと 114
行動 114　グループ内での交流 116　第一に 118　第二に 118
本当は何を言っているのか？ 120　コミュニケーションカード 121
人間関係のタイプ 122

第10章 対人スキルを身につけるヒント
リアン・ホリデー＝ウィリー ……… 125
ステップ1：人づき合いの概念とルールを理解すること 126
ステップ2：5つのW 129　ステップ3：自信をつける 131
ステップ4：習うより慣れろ 133　ステップ5：経験を評価する 135

第11章 友だち作りは簡単じゃない ……… ＰＪ・ヒューズ ……… 138
まえがき 138　歴史 140　私の好きな友情の形とは 143
一般的な考え方 144

第12章 私の経験した人間関係、それから学んだこと
ヴィッキー・ブリス ……… 149
子どもの時の人間関係 152　大人になってからの人間関係 157
どうやってここまで来たか 160

第13章 私の経験と観察から …………… アン・ヘンダーソン ……… 163

第14章 見知らぬ国の見知らぬ人
定型発達者の国を旅する ················コーニッシュ ······ *166*
大きな謎：NT の人間関係と関わり 166

アスペルガー症候群・自閉症に関するおもな情報源 ············ *176*
訳者あとがき ··································鈴木 正子 ······ *177*
訳者あとがき ··································室﨑 育美 ······ *180*
執筆者一覧 ·· *182*
編著者・訳者 紹介 ·· *184*

図1　AS の人間関係における特徴や課題 ························ *90*

日本語版まえがき

　本書はアスペルガー症候群の当事者が中心になって書かれた「人間関係」を巡る14の苦闘の記録です。アスペルガー症候群（AS）、自閉症スペクトラム（ASD）は、生まれつきの少数派です。何が少数派かというと脳の働き方が多数派とは違った独特の働き方をするのです。実際、多数派向けに作られたこの社会では彼らの多くは不利益を被る事が多く、何らかの支援が必要ですし、支援すべきです。多数派向けに作られた社会では、多数派の人の多くは自分たちが優遇されているということ自体に気づいていません。少数派の彼らからみると多数派の「『定型発達症候群』は神経学的な障害であり、社会の問題に対する没頭、優越性への幻想、周囲との適合への固執という特徴をもつ（p.11）」ことになります。ASの人たちは、ごく最近まで生まれつきの脳機能の偏り（多数派からみた表現ですが）ということさえ認識されず、単に変人だとか我が儘だとか、家庭のしつけがなってないなどと謂われのない非難にさらされてきました。そこで多数派が彼らにしてきたことは「もっと努力して多数派に近づけ！」という圧力をかけることでした。少数派の彼らに対して愛情はあってもASを知らない多数派が関わるときは「激励」とか「説得」という美名のもとで彼らを結果として追い詰めることが多く、あまり愛情深いとは言えない他者は彼らにとって苦痛なことを「威嚇」して「強制」してきました。ASの彼らの多くは無力で対抗することさえできなかったのです。

　本書を読めばASの彼らが物心ついてからずっと、どれだけ努力して多数派の世界に参入しようとし、多数派からの理不尽な要求とどうやって

折り合いをつけるか苦闘してきたかおわかりになるでしょう。彼らの多くは社交は不器用であっても、社会参加したくないわけでも友情を求めていないわけでもないのです。むしろ、悲痛なくらいの努力をして多数派にあわせようと努力につぐ努力を続けているのです。それなのに、多数派のほうは彼らが努力していることさえ気づかずに、時には彼らに向かって「努力が足りない」などと言い放つのです。

　ASの人の問題の多くは、多数派がASのことを知ることで解決に向かいます。また、ASを知らずに多数派の価値観をASの人に押しつけると間違いなくASの人を苦しめますし、結果として周囲の多数派もハッピーにはなれません。まさに「周りの人の障害に対する無知によってさらに多くの問題が生じる（p.63）」のです。

　本書は、ASの人と付き合うための具体的なノウハウについて詳細に書かれているわけではありません。ASの人も定型発達の人と同じように、あるいはそれ以上に人間関係について日々悩んでいるという、当然といえば当然すぎることが14章すべてで顕わにされています。本書の読後には、彼らの苦悩を解決するために多数派もせめて彼らの何分の一かの努力が必要であることが実感されるはずです。

　　　　　福島大学大学院教授・よこはま発達クリニック院長　内山 登紀夫

シリーズへのまえがき

ジュネヴィエーヴ・エドモンズ

　アスペルガー症候群（AS）であり、自閉症のトレーナー・コンサルタントとして働いている私は、現在成人のASがおかれている状況を誰よりもよく理解できる立場にあるといえます。
　彼らをとりまいている状況は極めて厳しく、周囲の理解が足りないため、現状ではサポートも、敬意も、適切なサービスも受けられていません。
　本シリーズはまわりの人たちが当事者とともにサポートシステムを構築・改善するにはどうしたらよいのか、またそれぞれの実体験を含め、成人のASの抱えている問題点を皆さんと一緒に考えていくことを目的にしています。
　現在、ASDの診断を受けた人の数はかつてないほど増えています。この増加が"ASDの流行"によるものなのか、診断の専門性の向上によるものなのか、との問いに答えは出ていません。分かっていることは、ASDは生涯続くこと（18歳で卒業しない）、そして根本的な治療法は確立していないということです。しかし既存のサービスを受けようとしても、成人に適したサービスはほとんどないというのが現実の姿です。今日までの自閉症の研究は原因にばかり焦点を当て、生活している人の環境を改善する観点がないがしろにされているきらいがあります。
　現在のサービスは、よく知られている「三つ組の障害」（Wing and Gould 1979）を基本として、圧倒的多数がそのモデルに基づいています。ASの特性を「差異」ではなく、「障害」として捉え、本人に対応してというよ

りも、障害に対応してといったモデルであり、アプローチです。この見方は、現在の政府の意図に反してしまっています。2006年には、ASDの人の移行期と成人期の現状を明確に把握するための方針、「ASDの人によりよいサービスを」("Better services for people with an autistic spectrum disorder")（英国保健省2006）が発表されました。これによって社会的ケアサービス提供者に対して、地域に住む成人のASDのサービス向上を促すことになりました。

　いま必要なのは、ASと自閉症に対しての医学的な見方から脱することです。ASの人たちは、社会と触れ合うことに「障害」があるのではなく、「異なった」対処の仕方をする人たちと理解されるべきです。ASの人たちの"障害"の要素は、彼ら自身が理解できる方法で情報処理する"機会"が与えられなかったことからきており、サポートの際には、彼らの理解を重視して取り組むべきです。私たちは成人のASがもっと豊かで幸せな人生を送れるようになるため（残念ながら現在そうした人生を送っている人はわずかですが）、よりよいサポートの方法を考え出さねばなりません。そしてこのシリーズが彼らの役に立つことが出来れば、これにまさる喜びはありません。

参考文献

Department of Health (2006) 'Better services for people with an autistic spectrum disorder'. Available at www.dh.gov.uk/en/Publicationsandstatistics/Publications/PublicationsPolicyAndGuidance/DH_065242. Accessed 2 October 2007.

Wing, L. and Gould, J. (1979) 'Severe impairments of social interaction and associated abnormalities in children: Epidemiology and classification.' *Journal of Autism and Childhood Schizophrenia*, 9, 11-29.

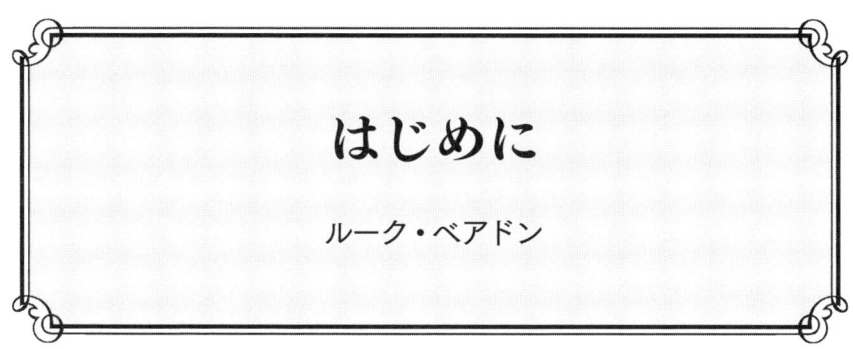

はじめに

ルーク・ベアドン

　定型発達者（NT）についての以下の説明は、私たちに新しい視点をもたらしてくれます。

>　「定型発達症候群」(Neurotypical syndrome)は神経学的な障害であり、社会の問題に対する没頭、優越性への幻想、周囲との適合への固執という特徴をもつ。定型発達者（NT）は、自分の経験する世界が唯一のものもしくは唯一正しいものであるとみなす傾向がある。NTはひとりでいることに困難をもつ。NTは、さして重要に思えないような他人の差異に対してしばしば非寛容である。NTは集団になると、社会性および行動において硬直し、集団アイデンティティを保持する手段が機能不全で、破壊的になり、信じ難い儀式の遂行に執着することがよくある。NTは率直なコミュニケーションを苦手とし、自閉症スペクトラムの人に比べてうその出現率が高い。(Institute for the Study of the Neurologically Typical, http://isnt.autistics.org)

　自閉症やアスペルガー症候群（AS）の人たちの著作を読むと、自閉症をもつということはどういうことなのか、彼らが体得した深い洞察力を通してその独特の世界観を私たちに教えてくれます。本書ではASの著者が経験した社会との関わり——それはとりも直さず人間関係そのものなのですが、それらに対する深い見識を読みとることが出来ます。各章にはそれらを円滑にして、豊かなものにするためのヒントや具体的な提案が書かれています。

私はこの本の中ではほとんど言及されていない、ASの人たちとの人間関係を促進するためのNTの責任についてASではない私の見解を述べたいと思います。
　中にはASの方が優れた資質を有していると考えている人もいるでしょうが、それはさておき、当然のことですが、ASの人たちとNTは同等です。もし私の意見に賛同していただけるなら、NTの人たちもASが苦しんでいるストレスを軽減し、彼らが社会的にうまく対応し行動出来るようサポートする責任を共有しているのだという認識をもつことです。社会にうまく受け入れられるために、彼らをどう成長させ、どう"変えていく"べきかという指導書は数多く出版されています。でも、ちょっと待ってください。「社会的にうまく受け入れられる」ってどういう意味ですか。文字通りの意味だとしても、彼らつまりNT側の視点・価値観・道徳観・判断に基づいた基準で「受け入れる」としているにすぎません。そして、この認識を正しいと考えているNTがほとんどだということです。彼らは自分を何様だと思っているのでしょうか。私はNTの人たちの言動によって、困惑し、疲れ切っている多くのASの人たちを知っています。おおげさではなく、私のまわりにいるASの人、すべてと言ってもいいでしょう。なぜ大半のNTは「ASにやさしい」環境を整える努力をせずに、ASの人たちを自分たちのように変えようと躍起になるのでしょうか。私は「ASの人たちをかまうな！」と言っているわけではありません。彼らもNT同様、いや、それにも増して社会にもっと受け入れられ、意義ある人生を送るための支援が必要なのです。私がこの件についてフラストレーションを感じるのは、NTがASと関わる時、NT側は全く変わらず、ASだけが変わることを強いられている現状を目にしているからです。その関係性を私は"犠牲"とあえて言いたい。なぜ彼はそこまで"犠牲"を払って努力しなければならないのか？　現在ASの人たちは単にNTの社会に"入る"だけでも、彼らの本来もっている自分らしさや感受性を抑えることを要求されます。実際私たちのまわりを見回してみて、いったい何人のNTがASとの良い関係を保つために、自分の振る舞いを変えようと努力してい

るでしょうか。ほとんどの人はそんなことは深く考えていないでしょう。

　自分を見失う可能性がある（あるいは実際そうである）ASの人たちの多くが、NTの世界を避けるために引きこもったり、他人を避けたくなるのは当然です。にもかかわらず、今度は「外の世界と関わるべきだ」と忠告され、そしてそれは"よいこと"で、社会的交流は"ポジティブ"なことだと言われます。しかし私のまわりの人たちは、そう思っていません。だからと言って私は、外の世界（NTの世界）に関わることを避けるべきだとか、ポジティブではないとか言っているわけではありません。しかし、それが"よいこと"で"ポジティブ"となっている場合は、必ず裏でNTがASの人に適合するように環境の調整を行い、自分たちの要求を変える努力をしている行為があると私には思えるのです。つまり、ASが"どう変わる"べきかというよりも、NTがこれらに対し責任を負うことを考えなければなりません。多くの人が私に「ASの人たちに合わすのは大変なことなのよ」と訴えます。私も反論はしません。しかし、逆にASの側から考えると、いかにNTにとって大変だとしても、ASの人たちが変わるほうが何倍も大変であることを想像してみる必要があります。

　多くのNTがASの人たちの行動に困惑する主な理由は、ASの人たちが常に意識していることがNTの脳の潜在意識の部分に存在しないこと、つまり全く想像外であることだと思います。そのため、ASの人たちにとって大問題であることを、NTはただ無関心である場合がよくあります。

　たとえばどこにでもありそうな例として、ある妻が買ったばかりのジーンズをはいて夫の前に立ったとします。「ねぇ、私のお尻って大きくないかしら？」。夫は、わざわざ妻のお尻を見るために時間を割かず、新聞からチラッと目を上げ、「そんなことないよ。かっこいいお尻だよ」。これは論理的にはばかげています。まず最初に、妻はなぜそんな分かりきった質問をするのでしょうか？　本当に知りたいなら鏡をみればいいはずで、そのために鏡は発明され、妻は完璧な2つの目をもっています。なぜ夫をわずらわせるのでしょう。第2番目に、その質問への「正直」な答えは、きっぱりとした「そうだね。巨大なお尻だね。いいかげんケーキ

はじめに　13

を食べるのは止めなさい！」

　では、なぜ夫がそんな反応をしたら、妻はのけぞるか（最良の場合）、二人の関係が崩壊するか（最悪の場合）となるのでしょうか。NTはとくに正直さを望んでない？　ではそもそもいったいなぜそんな質問をするの？

　この例はNTが論理を欠いても全く平気であることを示しています。ただしASの人たちからすると理解不能です。もちろん状況はもっとずっと複雑でしょう。妻は夫の気持ちをさりげなく（あるいは露骨に）確かめようとしたのかもしれません。少し前に心ない言葉を妻に投げかけた夫に仲直りするチャンスを与えたのかもしれません。いずれにしても、NTにとってはより広い全体像を見ることができます。しかしこれはASの人の論理的で、正直な思考に添っていますか？　ほぼ確実に違いますね。このことを考慮すると、より正直で、より論理的なアプローチをとることが、ASの人との人間関係において、大きな助けとなります。残念ながら、多くのNTは率直で、正直な人間関係が実に苦手です。でも是非お試しください。魔法の効果があります。実際、ちょっと練習してみれば、思ったほどたいへんでないですよ。行動療法などいかがでしょうか?!

　私はASの人たちから何度も「友だちって、正確に何なのですか？」と聞かれたことがあります。誰が聞いているかによって状況が異なるので、この質問に答えることはほぼ不可能です。元来かなり抽象的にしかなりえないこの質問に対して、単純明快な答えはありません。改めて考えてみると、多くのNTは、それぞれ異なった関係の様々な人たちとの関係を表現するのにこの同じ言葉を使っています。

　では、NT/AS間の友情が引き起こす問題を減少させるため、NTは何ができるでしょうか。第一に、まず決定的に重要なのは「正直さ」です。もしあるASの人からズバリ「友だちになってくれる？」と聞いた場合、よくあるNTの答えは（相手を傷つけないように、あるいは何と答えていいか戸惑って）「うん、いいよ」となるでしょう。しかし、この答えは大きな問題をはらんでおり、極端なケースでは警察から注意を受けること

になるかもしれません。誰がって？　原因をつくったNTではなく、自然にふるまったASの人が。こういった場合ひとこと「友だちって、どういう意味で考えているの？」と確認するとよいでしょう。NTはその定義を聞いて驚くかもしれません。しかし少なくとも、選択肢が明らかになり、何ができないか分かります。ASの人は「オール・オア・ナッシング（白か黒）」でものごとをとらえる傾向があります（多くの点で、よい特質です）。しかし、双方が後で幻滅したり、動揺したりしないため、前もって可能でないことの境界線を設けるべきであり、それを行うのは、ASの人と同じくらいNTの責任です。

　NTが受け入れるのが難しいことはたくさんありますが、そのひとつに、「1人でいること、あるいは人と一緒にいるけれど仲間に入らない」というコンセプトがあります。まるでNTの身体には、仲間を切望し、仲間といるときは必ず話さなければならないというシステムが組み込まれているかのようです。ASの場合明らかに違っています。話さなくてもとくに居心地が悪いということはなく、あるいは、少なくとも、人と一緒にいるときは話さなければいけないという社会的なプレッシャーが緩和されれば、もっと快適に暮らせるでしょう。

　NTの"ルール"にのっとったコミュニケーションは、ほぼ完全に社交的になりがちで、それは多くの場合ASの人がくつろげる場とは正反対です。逆にASが会話をリードした場合、（必然的に）自分の関心事を話題にするでしょう。そしてもしこの話題が周囲の人の関心を引かなかったら、彼らは「あーっ、また間違いを犯してしまった」と自分に非があると、落ち込んでしまうでしょう。このような状況では、いずれの側にも嫌な気分しか残りません。私は、「仲間と一緒にいるのを楽しむためには話をしなければならない」という考え方から離れることが、ASの人にプラスになると思います。もちろんこれは一朝一夕には起こりません。なぜならこれはNTの存在そのものが織り成す複雑なタペストリーの一部であるからです。しかし、NT/ASの関係が成功するためには、考慮されるべきことです。

「率直であること」は、ポジティブとネガティブの両方の光に照らして見ることができます。NTは子どもに「正直に言いなさい」と教え、しかし「おばあちゃん、どうしてあごひげ生えてるの」と聞いた子どもを叱ります。NTはASの人たちの裏のない話しぶりを賞賛し、同時に、そんなに率直に言わないようにと教えます。なぜそのような矛盾する態度がASの人に多大な問題を引き起こすのかを理解することはそう難しくないでしょう。彼らは意図的に人の感情を傷つけたり怒らせたりしようとしているのではありません。実際その反対です。そしてその結果、彼らが指図されるのは、「自分の思うことをそのまま発言してはいけないよ……状況にもよるけどね。真実を言うことは大事だよ。ふつうは。あっ、でも何を言われたか、誰が言ったかによるね。自分らしくしなさい……でも我々がそれが嫌でない場合だけど」など延々と続きます。これでは混乱するなというほうが無理でしょう。

決められたルールに従うことはできても、真実を言う場とそうでない場を使い分けなければならない状況が直感で分かりにくい人にとって、NTの世界は、気が狂いそうになるほど混乱させられる、戸惑いの世界です。もしNTの世界が終始一貫した世界であれば、それはASの人にとって住みよいものでしょう。ただしそうならないのは明らかです。なぜならほとんどの世界でNTの人口のほうが多いからです（少なくともいまのところ）。しかし2人の人間関係に限って言えば、「真実を言うこと」と相手に対して率直で正直であることは、それほど大変なことを要求しているとはいえないでしょう。

このことは次の、ASの人との関係において（親子であれ友だちであれパートナーであれ）、最も重要な側面である「信頼関係」につながってきます。それはどんな人間関係においても基盤となるものです。しかし、NT同士ではわざわざ信頼について話されることはなく、それが崩れたときのみ問題となります。ASの人にとって信頼とは簡単に獲得できるものか、あるいは相当な時間と労力を費やして獲得するものかいずれかです。前者は、「人は常に信用に足るわけでない」「人は自分の意図することを

そのまま言わないことがよくある」、さらに「自分の言ったことを守る必要がないと思う人もいる」ということをASの人がまだ学んでいない場合です。このようなケースではASの人を落胆させないように細心の注意が必要です。

　後者は、NTの不正直さにほとんどギブアップしたような人の場合です。何度も失望させられ、うそをつかれ、裏切られ、いつ誰を信じていいのか分からない最悪のケースです。

　もしASの人の誰かがあなたに対して正直で率直に接してくるなら、同様な礼儀正しさをもって返すべきだと私は思います。それは、話す前に何を言うかを注意深く考えることであり、相手に対してあいまいさや誤解を与えないよう注意を払うことです。さらに可能な限りASの人の視点を考慮することで、関係は劇的に変わるはずです。たとえば、彼らが自分の関心事ばかり話していることに対して苛立つのではなく、彼らの視点を考えてみてください。社会不安が強く、社会の複雑なルールに対する本能的な理解度が低く、意味のない話題を避けたいという論理的な欲望 ── あなたがこれらに気づくだけで、彼らがわざと自分勝手にふるまっているのではない、純粋にあなたと関わりたいのだと分かるでしょう。そして一度ASの人から得られた信頼は、大切に守られるべきです。失われてしまった信頼は再度獲得するのは非常に困難です。さらに、いったんASの人との信頼関係を確立してしまうと、たまにミスしてもそう心配するものではありません。この世界では時には過ちも起こります。その場合、人間関係がゆるぎなければ彼らもそれらについては理解してくれて、それまでのよい関係は継続するでしょう。世界は理想的な場所ではなく、過ちは起こり、その場合、関係が強ければ強いほど、それまでの関係が存続できる確率が大きくなります。

　人間関係は千差万別です。私が書いたことがすべてのNTの人に該当するわけではなく、またすべてのASに当てはまるわけでもありません。実際、これらのことがわずかしか、あるいは全く当てはまらない人たちもいます。いかに長々と書いても、人々のすべてのケースをカバーするこ

とは不可能です。私がここで書きたかったことは、NTはASの人たちに対して大きな影響力をもっていることで、NTが自分の社会的行動を柔軟に適応させればさせるほどASの人たちとの人間関係がよりよくなるということです。そして私が個人として信じているのは、NT/AS間の友情が芽生え豊かになればなるほど彼らをとりまく社会は快適なものとなるだろうということです。

編者より

　アスペルガー症候群/自閉症の人たちを記述するのにいろいろな方法があります。言葉は非常に個別的に使われています。ある人たちは自分たちのことを自閉症/ASの人と呼び、他の人は自閉症であるあるいはアスピー、またもっと別の呼び方をする人もいます。各章は当事者たちが書いた呼称をそのまま残しています。各人はそれぞれ自分の好む方法で記述される権利があります。私たちは誰の感情を害することも望んでいないことをご承知ください。

第1章
単一チャンネルコミュニケーション
人間関係をオンラインで構築する

クリス・ミッチェル

ルーク・ベアドンから

　クリスはASの人たちのオンラインコミュニケーションにおける長所と短所について明らかにし、具体的なアドバイスをしています。ASの人の多くがNTの世界の対人関係において挫折を経験をしています。ASの人たちは社会性には乏しいが、社交については関心があります。それについて専門家は両者を混同しているのではないかと思います。ASの人の社交性とはNTの場合と同じくらい多様で、友だちがひとりいれば満足な人、たくさん友だちが欲しい人、人なつっこい人・そうでない人など千差万別です。ASの人たちがオンラインコミュニケーションを利用すれば、NTの世界で他人との関係のとり方など、関連する様々な困難を減少でき、共通の感覚をもつ仲間たちと活発に交流できます。そのため、インターネットがASの人たちの利益になるように使われるのは喜ばしいことです。

　オンラインの出会いから実際に会う関係に発展した場合、当然ながら文字では分からなかった実像に出会い、トラブルが発生する危険があります。にもかかわらず、オンラインコミュニケーションはASの人たちにとって重要であり、通例の対面コミュニケーションの代わりではありません。現にNTの私は、ASの友人たちと、オンラインコミュニケーションによって友情を深めることができ、実際に会ったときには、何も話さなくても互いに通じ合って、リラックスでき、ハッピーでいられることがよくあります！

　「多くの高機能自閉症の人たちにとって、インターネットは耳の不自由な人にとっての手話と同じである」(Dekker 1998)。偶然ですが、イン

ターネットの普及と、アスペルガー症候群（AS）と診断を受けた人の数の増加が同時期に起こりました。インターネットが世界中のASの人たちに、これまでなかった出会いをもたらしたのです。ASの人たちはNTに比較してこの地球上で少数派であり、各地に点在しています（Baron-Cohen, Saunders and Chakrabarti 1999）。そのため互いが直接出会う機会は限定されてしまいます。しかしインターネットという媒体のおかげで、そのように数少ないながら薄く広がる仲間たちが電子メディアでつながることができました。この章は、ASの人々にとって、インターネットのコミュニケーションがもたらすメリットを述べつつ、その課題を検討します。

インターネットへのアクセスは、ASの人たちが、同じような境遇にある仲間を発見し交流することを可能にしました。さらに、対面や話し言葉で意思疎通を図ることが苦手な彼らに、コミュニケーションを促進する手段や場を提供しました。

ASの人の情報処理は「単一チャンネル」であり、定型発達者（NT）のように複数の情報を同時に処理することが苦手です。そのため、実社会のコミュニケーションのような「多チャンネル」の世界では、情報量が多すぎて、「知覚のオーバーロード」に陥ってしまうことがあります。その理由は、

- たくさんの人々の声
- アイコンタクト、声の調子、仕草や表情など、多くのチャンネルに対して周波数を合わせなければならない。

この「知覚のオーバーロード」は、単一チャンネルで対応できる文書だけのインターネットのコミュニケーションの場合は起こらないので、結果としてASの人たちはコミュニケーションがとりやすくなり、新たな人間関係を自分でつくることができます。しかもインターネットのコミュニケーションは、自分のペースで考えて答えることができるので、ゆっくりと考え、見直してから通信できるというメリットも提供します。

それにひきかえ、対面のコミュニケーションでは、この自分のペース

で考えるということが許されません。すぐに反応が求められ、ASの人は、何か言おうとあせるあまり意図せず不適切な発言をしてしまったりします。さらに、そういった発言にNTの相手が反応し、冷淡な態度をとったり、失礼なことを言ったりします。しかし情けないことにASの人は、いつそのような発言がされたのか、あるいはされたかどうかも理解できません。こういった状況は決して少なくなく、対面の世界で、ASの人なりに精一杯努力して相手とうまくやろうとしても、誤解されることになってしまいます。

ASの人にとって恩恵をもたらしたインターネットですが、人によって次の2つの方向にいく可能性があります。

- 社会的な孤立をしばしば経験しているASの人は、人とつながるためにインターネットで知り合った相手と実際に会おうとする。
- 強迫性障害の傾向のあるASの人は、インターネットの世界にのめり込み、家族や社会との接触が著しく減少する。

前者の可能性は、インターネットでのやりとりがソーシャルスキルを開発するためのひとつのステップになり、徐々にそれを実社会でも応用できるようになる場合です。ASの人および関連症状をもつ人はインターネットコミュニティに登録しメールを受け取るようになることで孤立感が減ります。また類似の問題をもつ仲間との情報交換により、自分のことをより深く理解できるようになります。メーリングリストやオンラインフォーラムに登録し、対面のときのふるまい方のアドバイスやヒントを得て、実際に試してみたという人も多くいます。さらに地域のASの人たちの集まりの情報を得て、それに参加したり、地域のサービスを見つけるような人もいます。

次に後者の可能性は、ASの人で強迫性障害の傾向をもっている人がインターネットのコミュニケーションにのめり込み、それが昂じて、その他の重要な活動を放棄してしまうことです。このことはASの人だけに限らないのですが、それによって家族や仕事を失って孤立してしまうといっ

たケースが報告されています。

　さて、インターネットによるコミュニケーションのメリットに戻りますが、これまで対人関係に自信がなかった人たちが、一歩踏み出して、人と会う場所に出かけることができるようになったケースも数多く見られます。ちなみに本章の著者である私は、ASの大学生のコミュニティへの参加を通して友人ができ、オンラインで親しくなった人たちに会うため、イギリスからオーストラリアに旅行しました。「自閉症スペクトラムの人の自立生活」（Independent Living on the Autistic Spectrum: INLV）という、ASの人による最初のサイトのひとつを立ち上げたマータイン・デッカー（Martijn Dekker）は、2ヵ月間かかってアメリカの会員たちを訪問しました。

　デッカーはそのときに観察したASの人たち同士のコミュニケーションについて興味深いコメントをしています。それは、多くの人たちは話の導入を一切せずに核心に入り、ほとんどボディ・ランゲージを使わなかった。また沈黙を避けるために雑談をすることもなかったということです。「この点において、ASの人々の会話は文字によるコミュニケーションと似ている」（Dekker 1998）

　当然ながら、こうした出会いは、よいことばかりではありません。ASの人でとくに非常に杓子定規な解釈をする人は、人々がオンラインでは自分のことを必ずしも正直に言わないことがあるということに気づきません。そのため、うその情報を発信していた人にASの人が会おうとしたときに、問題が起こります。

　それは電子メールによるコミュニケーションには限界があり、相手の人柄を知るのは困難なことからきています。対面でならすぐに気づくような社会的なヒントがないので、ASの人に限らず誰でも、相手が真実を告げているかどうか分かりません。とくにASの人たちは対象物を見聞きしたままに受け取る傾向があるため、伝えられたことの何もかもを鵜呑みにすることがあり、トラブルに遭う確率が高いのです。「やっと仲間が見つかった」「話せる相手ができた」という安心感から、オンラインで知

り合った人に住所や電話番号をすぐに教えてしまったり、身近なことを知らせたりするのは要注意です。

　最後に、近年ASのオンライン自己診断テストが出回るようになってきて、オンラインコミュニケーションに影を落としていることを指摘しましょう。そのような診断が信頼できる機関のサイトから得られるのならそれほど問題ではないのかもしれませんが、ASに関する誤ったオンライン情報は多く、その診断は当てにならないことが多くあります。ASと自己診断した人が、間違っていて、例えば人格障害をもっている場合もあり得えます。そういった人がASのインターネットの会員たちを振り回すこともあり、正しくASの診断を受けた人は被害を受けてしまうでしょう。

　以上、インターネットコミュニケーションの長所と短所を述べました。話し言葉および対面のときに課せられる要求に応じているので、多くのASの人たちに多大なメリットがあるとともに、限界がある媒体でもあります。オンラインの関係だけで満足できる人もいますが、個人的な、さらに親密な関係をもちたいと思う人もいます。このことについては、各人の好みが尊重されるべきでしょう。

ASの人たちのオンラインコミュニティへの参加

　以下は、インターネットや電子メールで社会スキルを開発し、社会的な場で応用できるためのオンラインの上手な活用法のポイントです。

　最初にサイトの選択方法ですが、ASの人たちのオンラインのコミュニティの形態には、メーリングリスト、チャット、電子会議、ネットニュース、電子掲示板など多くの種類があります。それぞれの形態において多くのサイトがあるのでどれを選んでいいか、混乱してしまうでしょう。次のような「入り口サイト」を活用するのもひとつの案です。

- 「オンライン自閉症情報サービス」（Online Autism Information Service 略称OASIS）
- 「ASCグッドプラクティス・ガイド」（The ASC Good Practice Guide）

また、登録しようとしているASのコミュニティが信頼できるかどうか見分ける手段として、英国自閉症協会（National Autistic Society）や、アスペルガー症候群基金（Asperger Syndrome Foundation）などの団体や、OASISやPARISのような信頼できる自閉症情報ポータルサイトにリンクされているか確認するとよいでしょう。HPのドメイン名を見て、co.ukやorg.ukなどは、使用するには登録が必要なので、より信用できるでしょう。さらに登録に際しては、個人情報・通信情報の取り扱いなど、利用規約があるかどうかも判断材料となります。

　ところで、注意点として見落としがちなのが、コミュニティの目的です。ASのオンラインコミュニティの中には、親や専門家向けのものも多くあります。ASの当事者にとっては、そこで話し合われるテーマについていけないこともよくあります。登録する前に、サイト管理人に連絡をとり、コミュニティの目的やふだんどんなことが話し合われているのかを聞いてみるとよいでしょう。

　前に述べたように、自閉症やASについての間違った情報が出回っています。オンラインで得られる情報を効果的に判断できるように、個々人ができる限り批判的な見方を養う必要があるでしょう。

ASコミュニティ内のトラブルを避ける

　ASのコミュニティでは、共通の関心分野、価値観や目的をもった利用者たちと交流でき、得るものが多いにもかかわらず、トラブルも起こります。

　自分の発言が嫌がらせや個人攻撃としてとられてしまうことがあります。ASの人にとっては次のような理由から、そういった受け止め方をする場合が多く、またそう受け止められるかもしれないことにも気づくのが難しいのです。

- 他人の発言を字義通りに解釈し、嫌がらせあるいは脅迫などと誤解することがある。
- あるいは、自分が誤解されかねない発言をすることがある。

通常オンラインのASのコミュニティはそういった事態を避けるための利用規約があり、他人の安全を脅かすような行為があると退会させられます。そのような事態に追い込まれないように、次のことに気をつけましょう。

- 批判や皮肉は避けること。ASの仲間たちは、それを誹謗中傷と受け止めることがよくある。
- 何らかの理由で他人に悪く受け止められのではないかと感じたら、投稿しない。悩んだらまず、管理人に相談すること。
- もし不幸にも、あなたが投稿したコメントが、他人を傷つけた場合、管理人に仲介を頼み、相手に対して意図的でなかったことを説明してもらう。

上記は、あなたの発言がトラブルを招く場合ですが、あなたに対してもトラブルが仕掛けられたり、攻撃される可能性があります。そうした場合、次の対策をとりましょう。

- もしあなたが攻撃されたと感じても（意図的かどうかにかかわらず）、感情的に反論しないこと。他の会員を巻き込んで嫌な気分になってしまう。
- もしあなたが攻撃されたり、あるいは脅迫されたと感じたら、すぐに個人メールで管理人に連絡すること。

以上のような個人に直接関わる問題に加えて、ASのコミュニティでは、間接的な問題も起こります。たとえば提供される話題が、一部の人にしか関係ないようなケースで、他の人たちは意味が分からず、疎外感をもってしまいます。直接の被害はなくても、全体に嫌な気持ちを与えてしまう場合、次のことを気をつけるとよいでしょう。

- 話題が個人的であったり、2〜3人にしか関わりない場合、個人メールにする。
- 話題提供するとき、書き出しに「皆さんもこういうことがありませんか」など、質問を投げかけると、自分に直接関係のない話題でも抵抗が少ない。

オンラインの環境を超えて：インターネットで知り合った人と実際に出会うとき

　これまでも述べてきましたが、オンラインで知り合った人は常にうそをついている可能性があることを肝に銘じておかなければなりません。この対策として事前に別の媒体でもやりとりするとよいでしょう。これは実際に会うときの練習にもなるのでお勧めできます。MSN メッセンジャーやスカイプなどで話す、電話する、ウェブカムやマイクで話すなどすると、少しでも相手のことが分かるでしょう。

　再度強調したいのが、あなたの安全についてです。インターネットでの出会いから犯罪の被害などに発展する事件もあります。オンラインで相手が信用できるかどうか判断するのは困難です。会う場合は、自宅や相手の家でなく、人目がある場所にするとよいでしょう。最初は友人を連れて行くのもよいでしょう。友人や家族などに、会う人や場所や帰宅時間を知らせておくことも必要です。

参考文献

Baron-Cohen, S., Saunders, K. and Chakrabarti, S. (1999) 'Does auism cluster geographically? A research note.' *Autism 5* (1), 39-43.
Dekker, M. (1998) 'On our own terms: Emerging cultures'. Unpublished paper.

第2章
よりよい社会性を開発する

スティーヴ・ジャーヴィス

ルーク・ベアドンから
スティーヴは重要な指摘を3つしています。
第1に、診断を受けた後、カウンセリングによる支援が必要になることです。カウンセリングの有無は、その後、次に進めるかどうかを決定づけます。これを行う専門家が圧倒的に不足していることはずいぶん前から指摘されているが、いっこうに改善されていません。成人のASをフォローするための、医療、福祉、司法はもちろん、多くの専門家が連携する仕組みが整備されていません。この連携がなければ成人のASは支援がないも同然で、もしあっても、適切に機能していないということになります。
第2に、スティーヴは、学力が高かったので、周囲からは一見うまくやっているように見えたので、社会性と、感情由の欠如をおぎなう教育が必要であることを分かってもらえなかったことです。当然ですが、学力と、社会的知性（SI）と、感情的知性（EI）とは全く別物です。ひとつに優れているから自動的にもうひとつに優れているとは限りません。私たちはこれにできるだけ早く気づいて、学力だけを身につけるのでなく、「社会性」や「感情」の領域の教育をできるだけ早くほどこすべきです。一般に学力を伸ばすことは、「社会スキル」と「感情の理解」よりも重要視されます。しかし、明らかに、成人の日常生活をすごすためには後者のほうがずっと役立つツールなります。
第3番目に、スティーヴがスキルを開発するためにテレビを利用していることです。このシンプルだが斬新なアイデアを私はおおいに評価します！

物心ついたときから、自分はふつうの人間だと思い、周囲に合わせて生活してきました。学校時代はずっと"道化師"を演じてきました。みん

なに笑われることでかろうじて仲間に入っていたのです。でも、友だちはできず、いつもみじめな気分で、自尊心はずたずたでした。なぜそんなふうに自分をこけにして他人に笑われているのか、客観的に見るような自己認識に欠けていました。いまにして分かるのは、仲間の言っていることが理解できないので、取り繕っていただけなのです。幸いいじめは受けませんでした。皆から笑われるという「価値あるサービス」を提供することが自分の身を守る術であると、子ども心に分かっていたのでしょう。しかし、だからといってその行動は実際には自分を守ることになりませんでした。なぜなら、僕は、自分が困っていても無理して隠していたので、周りの人は気がつかないので、助けてもらえなかったからです。

　この子どもの頃の体験から分かったことは、ASの診断は早くされるべきだということです。保護者や先生や家庭医はASの子どもに早く気づいて、専門機関につなげなければなりません。僕も、もし早期に診断されて、生まれついてのAS特有の社会性や感情を身につける力の欠如を見抜いてもらえて、よい方向へ指導してくれる専門的なコーチングが受けられていれば、道化師の役なんか演じて自分を貶める など、考えもしなかったでしょう。それゆえ、こういったサービスを提供するコーチやカウンセラーは、もっと必要とされています。

　自閉症スペクトラム（ASD）と診断を受けた子どもたちは、とくに社会性と、感情的知性（EI）の学習が必要です。僕は小学校から大学まで、ずっと成績がよかったので、外側から見ればうまくいっているように見えたでしょう。でも本当のところは、常に他人と関係を築く力がなく、また結婚したり親になったりするのに必要となる、社会性や、人と感情でつながることができるようなスキルが欠けていました。

　子どもの頃はわずかしか友だちはおらず、そのわずかの友だちとも長続きしたためしはありません。当時、自分にはなぜ友だちができないのか分かりませんでした。青年期を過ぎてからは、自分から積極的に人に働きかけることはなくなり、当然友だちもおらず、孤独でした。そのひとつの理由に、精神的な問題があります。不安感、ゆううつ感、劣等感

のため、新たな人間関係を築くのがおっくうでした。しかしそうした状態のとき一人であれこれ悩んでいるよりも　誰かに話を聞いてもらったり、人に会うほうがよいということを知りませんでした。このことに気づけたのは、後にカウンセリングを受けたからです。

　大学時代は仲間から誘われることがよくありました。よからぬ仲間ともつきあいました。ある晩、アルコール度数の高い酒を何杯も飲み干すはめに陥りました。彼らはいくら飲んでも態度が変わらない僕を不思議に思って、はやし立てて飲ませました。しまいには意識を失い、急性アルコール中毒で救急病院に担ぎ込まれました。医者は僕が自殺を図ったと思ったそうです。そんなことは断じてなかったのに。両親は一晩中生きた心地がしなかったといいます。なぜ僕が恥をしのんでこんな話を書いたかというと、ASはいかに自己認識が弱く、社会性が欠如しているのかの分かりやすい例であるからなのです。

　唐突ですが、ここで人材育成の理論としてよく使われる、「学習の４段階モデル」を取り上げることをお許しください。第一段階は、「無自覚無能力状態」(unconsciously incompetent)で、これは自分ができていないことを分かっていない状態。第二段階は、「自覚無能力状態」(consciously incompetent)で、自分ができていないことを分かっている状態。そして徐々に練習を積み重ねることによって、第三段階「自覚有能状態」(consciously competent)となり、できるようになったことが分かる状態、最終的に、第四段階の「無自覚有能状態」(unconsciously competent)、いちいち意識しなくても自然とできるようになる状態に到達します。

　このモデルを、対人関係につまずいているASの若者に応用してみます。たとえば僕の場合でいうと、20代の頃は、人に自分の関心事を延々と話すことで、相手をうんざりさせ、それが対人関係を築く妨げとなっていました。後でこのことを自覚できるようになり、１つの話題を２〜３分以上話したら止めるように修正しました。ちなみに、そのとき相手がそういったふるまいが不適切であることを指摘してくれれば、僕はそのとき理解したのかもしれないのですが……。このケースは、ASの人々に共通する問題ですが、ASにとっては相手の仕草や表情などのボディ・ランゲー

ジから、自分の話にまだ興味をもっているのかどうか推測することが難しいのです。

　ASを含むASDの人たちは、相手の気持ちをくみとれないことが多いですが、より適切な状況判断ができるように外から教えてもらうことが必要なのです。

　僕は大人になって診断されるまで、こういったコーチングを一切受けませんでした。相手をうんざりさせているとは気づかず、自分の知識を延々と披露していました。さらにそのことに気づいてからも、よく、「僕の話が退屈でないといいけど」と断りながら、話し続けていました。これは「自覚無能力状態」で、分かっていてもやめられない状態です。ASDの対人関係のスキルにおいて、最初の「無自覚無能力状態」から最後の「自覚有能状態」に段階的に至るのには、ゆっくりした学習が必要で、そのプロセスを経て徐々に楽にできるようになるようになるのです。

　当時は自覚していなかったのですが、僕は人間関係における多様な暗黙のルールを数々の失敗を通してひとつひとつ学び、社会の理解を深めてきました。「相手が自分の話に関心をもっているとは限らない。ひとつの話題を長く話しすぎないこと」というルールもそのひとつです。

　テンプル・グランディンとショーン・バロンは、ASDをもつ人の人間関係についての著書で（Grandin and Barron 2005）、「人間関係の暗黙のルール10カ条」を挙げています。第1番のルールは最も重要で、「ルールは絶対ではない。状況と人によりけりである」というものです。しかし、これよりも僕は、第5番のルール、「礼儀正しさはどんな場面にも通用する」が、友人をつくるのに最も重要なポイントとして学んだルールなのです。

　僕は体験上、うまくいったやり方をルールとして確立し、実践してさらに発展させています。たとえば、悩んでいる友だちの相談にのるときは、複雑なルールが要求されます。本来僕としては、「これが問題だよ、こうするといいよ」ただちに解決策を示して、アドバイスしたいところです。これは僕だけでなく、ASの人一般に見られる対応法です。しかし、これはうまくいかないことが多いです。うまくいくためには以下の段階を踏

むとよいのです。

1. よく相手の話を聞き、適切な度合いの同情を表明する
   （たとえば、うなずく、見つめる、心配を表情で示すなど）
2. 相手の感情を認める
   （「そうだね」「よく分かるよ。だって……だからね」など）
3. 状況を明確にするために適切と判断した場合、実体験に基づいた例を出す
4. 可能な解決策を、押し付けにならないように提供する
   （「……してみるといいかも知れないね」など）

　一般に人々は(1)と(2)に十分な時間をとらず、性急に(4)に移りすぎるきらいがあります。

　実効性があるトレーニングとしておすすめするのは、ASの人たちが安心できる場所で行う、いろいろなケースに出会ったときに対応できるスキルを「ロールプレイ（役割演技）」で身につけることです。専門の援助者が立ち会う。たとえば、一人が悩みを相談し、相手役が話を聞く場面を設定する。援助者はその場面を観察した後、「どんなふうに感じた？」「その時点で他にできるやり方はあったかな」などと尋ねる。なおロールプレイはビデオに撮っておき、必要に応じて一緒に見る。参加者は援助者からだけでなく、相手からも学ぶことが多いです。

　僕の子ども時代に、いや大人になってからでもこういったトレーニングがあったらどんなにか助かったでしょうか。NTの人たちが日頃の生活の中で、無意識に用いているソーシャルスキルをASの人たちが身につけ、日常生活でうまく生かせるように教える。こういったトレーニングやコーチングはたいへん有効です。

　ところで僕は、NTの人たちととくに問題なく、数時間にわたって話すことができます。しかし、それ以上の長さは持ちこたえられず、精神的に疲れてしまいます。いまは自分で限界が分かるので、失礼にならないようにその場を立ち去ることができます。

　以下は、オンラインマガジンからの抜粋です。

「自閉症スペクトラムは知的障害のある人から機能の高い人まで連続しているが、機能の高い人でも他人の気持ちをくみとる本能が備わっていない。しかし、それを論理的に理解することはできる。それはTVのスタートレックのシリーズの登場人物、ヒューマノイド型の異星人、ミスター・スポックが地球人のふるまい方を学ぶ方法と似ている」(Ross 2006)

僕は自分にASがあることを女友だちに打ちあけました。彼女が言うには、僕の行動からは、そのことが分からなかったそうです。それは論理的視点から対人関係を分析している（地球人のふるまい方を学ぶ方法）からで、日常の場面ではふつうに対応できています。おそらく通常以上のIQと、両親からの励ましのおかげで、ほとんどの社会的な場面での行動が学べたのでしょう。しかし親密な人間関係においては、まだどう関わっていいのか分からず、うまく関係がもてないことを付け加えなければなりません。

しかし、僕は常にフラストレーションを感じています。周囲に適応するために、精神をひどく消耗し、ストレスが溜まり、不安になり、あげくには不眠になる。それなのに、周囲の人たちは、僕がふつうに見えることから、裏で毎日大変な思いをしていることに気づかず、僕が人間関係でうまくいかないのは、努力不足や、性格の弱さであるととるからです。

また、僕がなぜ友だちができないかを考えた場合、自分が他人を意識できないことにひとつの理由があります。たとえばある人と一緒にいて、そのときは楽しめるのですが、後でそのときの楽しかったという感情を思い出せないのです。そのため、僕の意識からその人が消えてしまいます。目の前にいないときでも思い出すには、その人を意識しなければならないのですが、僕にはこれをするモチベーションとさらに、イメージする力に乏しいのです。しかし日常的に他の人々を思い出せるような工夫をしています。Microsoft Outlookの誕生日をアラームで知らせるカレンダー機能を利用したり、また目立つところにメモを貼り、しばらく連絡していない人を思い出したり、病気の人にはお見舞いのカードか、花を忘れずに送れる工夫をしています。このようなシンプルで実践的な方法によっ

て、友人を維持できるようになってきました。

　ですが、もし僕の感情的な認知を治療し、感情的な交流を苦労せずにできるような魔法がいま目の前に現れたら、僕は真っ先に飛びつくことでしょう！

　僕は人に無表情であると指摘されたことがありましたが、このことは人間関係上決してプラスとはいえません。シンプルな練習方法は、鏡を見ながら、穏やかで友好的な表情をしてみることです。

　難しい社会的場面において、とっさには適切な反応がとれないので、その場にそぐわない言動に結びついてしまうことがあります。しかし最近は、もし僕の発言が不適切なら教えてと、人に頼めるようになりました。また自分で発言する前に、「自分のこれから言おうとしていることは相手を傷つけないだろうか」と頭の中で考えることができるようにするため練習しています。

　ところで僕は、ボディ・ランゲージを理解するすごくいい方法を見つけました。それはTVのホームドラマを録画し、消音にして見ることです。俳優の表情や身振りから登場人物の感情を推測してみる。次に音を出してもう一度見て、自分が推測した感情が正しかったかを確認する。怒りや恐れなどのいくつかの感情を推測できるようになりました。

　最後に、僕はどんな人間関係においても、あいまいさはつきまとうことを学びました。そのためいつも筋の通った解決ができるとは限りません。これに対処するには、冷静に自己主張ができる、確実なコミュニケーションが必要です。僕は常に、人間関係の衝突を恐れ、その場にいる自分をどう対処していいのか分からなくなって苦しんできました。この原因のひとつは、僕は自分自身の感情に気づき、それを適切に表現する能力が欠けていることです。少しでも対立した場面に出くわすと、相手の感情に萎縮してしまい何も言えなくなってしまうのです。僕は受動的な人間であり、これはASに共通する傾向です。正当に自己主張できるようなコミュニケーションの方法を学ぶことによって、感情の対処と主体的表現の方法を確実に体得することができるに違いありません。

参考文献

Grandin, T. and Barron, S.(2005) *Unwritten Rules of Social Relationships: Decoding Social Mysteries through the Unique Perspective of Autism*. Arlington. TX: Future Horisons, Inc.（『自閉症スペクトラム障害のある人が才能を生かすための人間関係10のルール』テンプル・グランディン／ショーン・バロン著　門脇陽子訳　明石書店2009年）

Ross, P.E. (2006) 'When Engineers' Genes Collide. IEEE Spectrum Online. Available at http://spectrum.ieee.org/oct0614465.

第3章
天国と地獄
AS 診断後とそれ以前

ヘイゼル・D・L・ポッテージ

ルーク・ベアドンから
　この心打つ章は、私がコメントするよりも、そのまま読んでいただくほうがよいでしょう。彼女の恐ろしい経験は、悲しいことに、決してまれな話ではありません。

　アスペルガー症候群（AS）と診断される前の、むなしい年月を誰も埋め合わせることはできません。誤解され、見捨てられ、孤独だった日々。深い絶望から過食症となり、アルコールに依存することもありました。
　どうしても人々の輪に入ることができず、同じ場所にいるにもかかわらず、人々の交わりをただ外から、まるで地の果てから眺めているようで、淋しかったです。
　以前は新しい場所に行くときは極度に緊張し、ベイリーズを4杯も飲んでからでなければ、出かけられなかった自分がいました。
　診断後は自分をある程度客観的に見られるようになりました。それまでは定型発達者（NT）の行動を理解しようとすると落ち着かない精神状態に陥り、人々の会話の輪に入る場合でも、見境いなく入って、その場の雰囲気を台なしにしたこともありました。診断後は、自分はその会話に入っていいのか、また入るならいつのタイミングが最良なのかを冷静

に判断できるようになりました。パーティーでも、人々の様子を見て、人のあしらい方、つまり話していい場合なのか、また相手がさりげなく去る場合も、無理強いしないといった具合に、状況を把握できるようになりました。

　人との関係はだいぶ分かるようになりましたが、人との絆を築くのは別で、友だちづくりは昔もいまも苦手です。それでも小学校に入学したてのときは、友だちが1人いました。その頃私にとって新しい環境は恐怖であり、大きな不安を感じていました。彼女だって不安だったに違いないのですが、私と違って社交的な性格でした。グループ席でも私の横の席を確保して、休み時間もぴったりとくっついてきて、何くれとなく私の世話を焼いてくれました。彼女のことは好きでしたが、うっとうしいときもありました。向こうが常に私を保護し、私は心の中で精一杯あらがう、といった関係でした。自分の気持ちを表現できればよかったのですが、できなかったのです。

　そのうち様々な体の不調がでてきました。子どもがかかるいろいろな病気をしました。手のひらや足の裏の皮がむける病気にもかかりました。いくつか医者に連れて行かれましたが、原因は分かりませんでした。しかし、おそらく学校がストレスになっているのだろうと言われました。

　同じ村の別の小学校に転校することになりました。新しい学校に行くと同時に、身体的な症状はぱったりと出なくなりました。しかし、私は友だちをなくし、一人ぼっちになってしまいました。クラスメイトは、はじめは友好的でした。しかし、その後いじめがはじまりました。いじめはこのときからずっと、中学になっても続きました。

　小学校高学年では、表向きには友だちがいました。しかし、いま振り返ってみると、彼女たちが私に近づいたのは、欠点を探し、陰で笑いものにするためだったのです。最初は私に聞こえないところで悪口を言っていました。しかしどんどんエスカレートし、ついに面と向かって攻撃するようになりました。それなのに私は彼女たちから離れませんでした。なぜなら休み時間は皆グループに入っているのに、ひとりだけ仲間はずれ

は嫌だったから。

　しかし、最終的には一人離れて、小さなゴムボールを壁にぶつけて遊ぶようになりました。陰口を言われているのは分かりましたが、聞こえないふりをしてボールに逃げ込みました。平静を装ってボールに没頭し、ひたすら休み時間が終わるのを待ちました。学校が終わると、私の親友、ゴールデンレトリバーの愛犬ルーファスに会えるから。それだけが楽しみでした。

　授業にはついて行けませんでした。私のペースにあわせて教えてくれる先生もいましたが、クラスメイトは、私のせいで授業が遅れると、文句を言いました。

　私は判読不能の鏡文字を書いていました。あるとき親切な先生が、「ディスレクシアかもしれない」と、アセスメントを手配してくれて、医者が学校に来ました。ところが、医者は私にいろいろ聞いたり、テストをした後、「どこも悪くない、ただ怠けているだけだ」と決め付け、「もっと努力させなければならない」と言い残し、帰っていきました。

　11歳のとき、両親は家庭教師を見つけてきました。その人と私はうまがあいました。勉強を教えてもらって、だんだん分かるようになってきました。一年ほどたつと、なんとか判読できる文字が書けるようにもなり、嬉しかったです。

　ところが、何年も孤立していたことからくるストレスが知らず知らずに臨界点に達していたのかもしれません。ひとつの物事に極端にこだわりはじめました。1970年代のロックバンドのリードシンガーにのめりこむようになり、起きているあいだは常に、彼の音楽を聴くか、彼について話すかの状態となりました。家でも学校でも誰彼と見境いなく彼のことをべらべら話し、止まらなくなりました。そのうち私はシンガーとテレパシーで話せると思い込み、彼の魂を私の手でつかめると思うようになってしまいました。

　14歳になったとき、私は精神神経疾患のある子どもの治療施設、「ウェストエンド思春期ユニット」に入所し、そこで1979年までの3年間を

過ごしました。入所直後は非常に具合が悪くなり、最初の6ヵ月間誰とも話すことができませんでした。1年間ほど衣服の着脱も自分でできず、母が来て身の回りの世話をしてくれました。

　本当のことを話すと、最近までこの3年間のことを思い出すだけでも苦痛だったのです。しかし、いつか冷静になれたらこのときの経験、仲間たちとの友情について書きたいと思っています。それを思うといまでも心が熱くなり、忘れられない光景があります。私は手のひらの皮がむけていたときからの習慣で、人から見られないように、無意識に手を握っていました。あるときスタッフのひとりが、私が手に何か隠していると疑い、握っている手を開くまで食事を与えないと脅しました。仲間たちが私の周りに集まってきて、口々に「私の食事をあげるから心配しないで」「そんなひどいことは許さないわ」と抗議してくれました。やさしさが胸にしみて、その場で泣いてしまいました。

　施設の医者たちは、私を強迫性障害か統合失調症ではないかと考えたらしいです。しかしはっきりとした診断はつかず、適切な治療も行われませんでした。私が14歳のとき、彼らは私を電気けいれん療法で治療しようとしました。しかし賢明にも、父がこの治療に同意しなかったため、まぬがれました。もし父が私を守ってくれていなかったらいまどうなっていただろうかと思うと、背筋が寒くなります。しかしその頃、私はいったい何だったのでしょう。正常だったのか、狂っていたのか。

　私は17歳のとき施設を出て、新たな気持ちで再出発する意欲に満ちていました。大学進学を目指すシックス・フォーム・カレッジに入り、遅れた勉強を取り戻し、クラスメイトとも親しくなり…のはずでした。しかし、そこで待っていたのは、またも冷たい視線と、孤独で暗い日々でした。クラスの仲間は私が理解できず、私のほうも、小うるさくて、おしゃべりで、残酷な彼女たちを理解できませんでした。

　20代になるとまたひどく気分が落ち込み、精神科のお世話になりました。このときの精神科医は冷酷で、容赦のない人間で、私の自尊心を打ち砕きました。彼は、私が重度の障害者で、決して働くことはできない

だろうと言い、母にもその考えを植え付けました。しかし彼にもやはり私のどこが悪いのかは分かりませんでした。生まれつきの脳の機能障害だと母に告げるだけで、何の解決策も示さなかったのです。

その後も精神科には断続的に通いましたが、その間によいこともありました。母に勧められて、母とともに私はメンタルヘルスの自助団体「マインド」のメンバーになりました。また赤十字のファーストエイドの定期的な講習会にも母と一緒に参加しました。母なりに、私がストレスなしに世間とかかわれる手段を模索していたのでしょう。人々とのふれあいを通して、私は少し少しずつ自信を取り戻し、自分を立て直しました。

私に大きな転機が訪れたのは、もともと好きだった動物について勉強しようと、農業の専門カレッジに通うようになったときです。勉強が楽しくなり、全国職業資格制度（NVQ）を利用して、畜産技術の基礎を修得しました。その間に、10年前のことになりますが、父が亡くなるという私にとって最も悲しいできごとがありました。しかし、自分にできることを身につけて、それを生かすことは、精神の安定に欠かせないことだと、遅ればせながら理解できました。

私にはいま夢があります。地域の誰にでも開放された、アニマルセラピーの場所をつくることです。私はいま日常的に動物にふれあっていて、ストレスの緩和に役立っており、他の人たちにもこういった機会を提供したいと思っています。

もうひとつ大きな転機となったのは、地域の自助団体のメンバーとなったことです。最初その団体が主催するコースを受講しました。そこでアスペルガー症候群についてはじめて知り、他の仲間たちとも出会えるきっかけとなりました。最初にディスレクシアの診断を受け、その後アスペルガー症候群の診断を受けました。私は現在、この団体の理事の一人となっています。

この診断を受けたことで、自分についてのより理解できるようになり、これまで不可解だったことがアスペルガー症候群の特徴に照らして見れば、つじつまが合うと分かりました。いま自分なりに分析すると、この

第3章　天国と地獄

障害の特徴が分からなかったことにより、周囲から排除され、悩み苦しみ、あげくに精神疾患につながったのではないかと思います。振り返ると、精神的に落ち込んだときの最も強い感情は、孤立感でした。それは、淋しさと空しさが、寒風のように胸のうちを吹き抜けるような気持ちでした。これが精神的に病む原因となったのです。

　私はいま、自分のアスペルガー症候群をオープンにしています。行動が他と違っていて、奇異に思われても、私はもう恥じていません。恥じるのを、やめられたのです。複雑な人間関係に対処できなくなったら無理せず、一人になってもいいのだと思えるようになりました。そして、社会がアスペルガー症候群や他の神経学的な障害について、理解を深めて、よりよいサービスを得るために、私なりに発言していきたいと思っています。私の望みは、次の世代が、より充実したサポートを受け、当然の権利を勝ち得て、理解されることです。

第4章
ASと人との関わり
彼らに理解してもらうためには

ジャイルズ・ハーヴィー

ルーク・ベアドンから

ジャイルズが本章で述べているポイントを2点取り上げます。

第1点は、人間関係における信頼の重要性と、不安を抱かずに人間関係を構築するためにどうすればよいかについてです。

「はじめに」で私は、NT同士ではあえて言葉に出さなくても信頼関係は成り立つが、ASの人と誠実に向き合うためには、言葉で信頼を確認することが重要であることを述べました。すなわち信頼関係を築いていく過程において、ここまでならいいが、これ以上は踏みこまないようにしようといった暗黙の了解事項を、言葉にして確認することです。状況を察するあまり、後で「こんなはずでなかった」と、双方に苦い思いを残さないことです。ほのめかしは通用しません。たとえば電話はかけてもいいか、Eメールは週に何回まで送っていいかなど事前の確認が必要です(もちろん相互に適用するルールです)。私は、Eメールは必ず読むが、時間がないのですぐに返事は返さないとはじめからはっきり伝えます。ASの人に対してはオープンで、正直で、言わなくてもわかるといったような人間関係の暗黙のルールは通じないこと、つまり、「暗示的な信頼」でなく、「明示的な信頼」が大事です。もちろん一度取り決めたルールも、話し合うことで、変更が可能です。

こういったことに対してNTの人は、「いちいちそこまで確認する必要はないのでは…」と思うかもしれません。でもそれがASの人との良好な人間関係を保ち、互いの絆を強める重用なポイントなのです。

もう1点は、ASの人に対する国の支援の必要性についてのコメントです。AS

の人にとっては年齢に関係なく社会が適切なサポートを提供することは重要であると主張しており、私はこの意見に全面的に賛成です。そのような支援は長い目でみると、例えば危機介入や精神的なケア、経済的な負担などを軽減することになります。さらに人道的な見地からも、国の支援は当然の責務です。

先日、以前よく見ていたＴＶ番組「ネイバーズ」のウェブサイトをなつかしく見ていたとき、突然、「この番組の出演者の中で、私はいつも取り残される役まわりだな」と思い至りました。この長寿番組は多くのタレントを送り出していますが、私はレギュラーの出演者ではあるが、周囲の人たちが成長し、去っていくのをいつも見送る役まわりなのです。

私が友だちになりたかったクラスメイトたち。親しくなれないうちに、皆成長し、手の届かないところへ去っていってしまいました。私はいつもひとり残されます。彼らは今頃どうしているのだろうと、よく考えます。

なぜ友だちをつくることができなかったのか

私は現在30代半ば。これまでなぜ友だちをつくることができなかったのか、改めて考えました。

いろいろ思い当たります。私の表情や口調やふるまいが奇異に思われる。言動が他人の神経を逆撫でしてしまう。私には全く悪意がないのに…。趣味がふつうの若者と違っている。皆が関心をもつような流行の音楽などには興味がなく、バスのナンバープレートなどの交通グッズや、道路地図を集める。自分の関心事について話し出すと、周りが引いていようがおかまいなく続けてしまう。

大学を卒業してからは、長期間勤まった職場がありませんでした。そのため同僚と飲みに行くチャンスもなく、同年代の仲間と接する機会もほとんどありませんでした。さらに、うつ状態のときには、物事を否定的に捉えすぎていて、人に対して厳しいことしか言えませんでした。こういったことが重なっていつも友だちがいなかった。友だちがいないことは淋しいことです。何度も落ち込みました。

しかし、私に全く友だちがいないわけではありません。大学時代から、

ASではないが軽度の知的障害のある友だちが1人います。週末に一緒に出かける仲です。以前はもう1人いたのですが、彼にガールフレンドができてから、疎遠になり、いまはたまにしか連絡をとっていません。さらに友だちというほどの仲ではないかもしれませんがもう1人、大学時代の同級生とたまに連絡をとっています。この2人は障害がないので、接しているときは、しばしASのことを忘れられるので嬉しいです。
　趣味のサークルで会う仲間もいます。月に1度の集まりのときに交流しています。
　そのほかには、ASの人たちの集まりで出会った人たち。ただし彼らと会うと、いつも私は保護者のような気分になってしまうので、あえて別の場所で会おうとまでは思いません。最初に出会ったのが、その会で私が働いていたときで、私の役割がコーディネーターであったので無理もないのですが、会うたびに悩みを相談されます。そのこと自体は別にかまわないのですが、いま会うのは、そこで仕事があるときだけになっています。
　私は、人と顔を合わせたくないときもあります。そんなときは、家にこもり、誰とも連絡をとりません。また、1人で遠くまでドライブしたりします。

では、どうすれば友だちができただろうか
　私の場合、ひとりで楽しめる趣味しかもっていませんでした。しかし人とうまく関われるようにするためには、小さい頃から、人と一緒にできるような趣味ももっていればよかったと思います。ASの子どもは自分から人の輪に入ろうとしないことが多いので、周囲が励ますことも必要でしょう。例えば音楽が好きな子なら、オーケストラに入れるとか、自転車が得意ならサイクリングクラブに入れるとか。小さい頃に少し後押しをして、人と関わる機会をもたせることで、後に感謝されるかもしれません。
　その他にも、いまになって気づくのですが、人とよい関係を築くには、

相手も選ばなければなりません。私が小学校から大学まで友だちになろうとしていたのは、常にクラスの人気者グループでした。華やかな雰囲気をもっている人たちの輪に入りたくて、映画や音楽などの話をしようと知識を仕入れたこともあります。しかし残念ながらほとんど相手にされませんでした。いま思うと彼らは十分満たされていたので、わざわざ私と関わる必要がなかったのです。皆があこがれる女の子にもアプローチしましたが、避けられました。自分に近い仲間を求めていれば、友だちをつくる可能性がもっとあったのに…。

　ソーシャルスキルをできるだけ早く身につける手助けも、友だちをつくることにつながるでしょう。私は20代前半でASの診断を受け、その後短期間でしたが、ソーシャルスキルのワークショップに参加でき、大いに役立ちました。専門的なアドバイザーが進行役をするそのワークショップは、自分たちでテーマを決め、社会的な場面におけるふるまい方など、互いのアイデアを交換します。他の人たちと一緒に話すうちに、トラブルを招くような言動に自分で気づくようになりました。それまではできなかった、自分の行動を客観的に見るということが少しずつできるようになりました。早期に診断を受け、こうしたソーシャルスキルを身につけていたなら、対人関係でこんなに苦労しなかったのではないでしょうか。

　就労支援も大切です。もし私が大学卒業後、支援を受けていたら、新しい職場に行くたびにトラブルになってだんだん自信を失ったり、自分を責めてしまうということが防げていた可能性もあります。

　こういった支援の費用対効果が検証されているのかどうか、私にはわかりません。しかし、私自身の経験に照らしても、孤立感を減らし、うつに陥るのを防ぐような支援は、長期的にコストの削減になるはずです。国は、こうした支援にお金をかけるべきです。ワークショップを遂行できるようなアドバイザーの養成にも、もっと力を入れて、数を増やすべきです。ほんの少しの支援があるかないかで、ASの人の人間関係に大きな影響を及ぼし、人生を左右することを是非とも知ってほしいです。

ASの人たちは友だちをつくるのにどんな間違いをするか

　ASの人が友だちを欲しいために、トラブルに巻き込まれることを予防することも必要です。淋しくて友だちが欲しいといった切望がトラブルを招きます。よからぬ仲間とつき合って、利用される場合もあります。他人との関わり方や、対人ルールについての学習が必要だ。友だちが欲しくて誰にでもついていき、極端な場合、性犯罪に巻き込まれることだってあり得ます。ASの人はすぐに他人を信じてしまいがちだから、こうしたことを意識的に学ばなければなりません。たとえば想定される対人場面を設定して、人との関わり方を疑似体験するなど。さらに、年齢がかけ離れた友情を求めトラブルに巻き込まれることもあるので、注意が必要です。〔編者より：ASの多くの子どもは他人を年齢層で意識することが少ないようです。そのため同年齢の仲間とのつき合いを避けて大人とばかり関わるような子どももいます。仲間のもつ知識では物足りないので大人としかつきあわないような場合もあります。それが必ずしも悪いわけではないですが、常識的には、周囲からは年齢が近いつき合いがよりふさわしいとみなされます。最も重要なのは、危険に遭遇する可能性をつくらないことです。〕

　友だち関係を長続きさせるには、人はギブアンドテイクであることを知らなければなりません。私の知り合いのASの人たちの中には、全て相手が譲歩するものだと思っているような人もいます。友だちとの関係はそうではありません。自分がやりたいことばかり主張するような人に対して、相手は嫌気がさすでしょう。自分ばかり話すのではなく、相手のことも聞く。いつも電話がかかってくるのを待つだけでなく、ときには自分からもかける。こういった些細に思えることに配慮することは誰にでもできることです。一方的な関係ならば、相手の不満がくすぶることになります。私が友だちと週末に出かけるときも、常に自分のやりたいことだけするのではなく、相手のやりたいことをまず聞いて、そちらを優先させることもあります。こういった「譲歩」というテーマも、ASの人のソーシャルスキルの学習にふさわしいと思います。

ASは私にどんな影響をもたらしているか

　ASは直接・間接に生活の全てに影響をもたらしています。最も大きい影響は、学校時代いろいろないじめにあったことでしょう。このことでいつも悩まされ、いつも淋しかったです。大人になって、直接いじめられることはなくなりましたが、ずっと孤独です。それが原因の一端となり、うつ病にも苦しめられました。私がむしょうに淋しくなるのは、これからも友だちは簡単にできないだろうということです。ガールフレンドを見つけることも難しいです。おそらく私は一生結婚せずに、子どもをもつこともないでしょう。

　ASが間接的に影響しているのは、仕事のことです。現在仕事についていないことは、ますます仕事につくチャンスを狭めています。いったん仕事をしていれば、よい仕事をして能力を認めてもらうこともできる。しかし仕事についていない限り、そもそもそういったチャンスもない。いまの最大の悩みです。

　さらに、これもASの間接的な影響ですが、これまでのいじめや失敗の経験が、他人からの批判を極端に恐れる性格を形づくりました。自分のふるまいが人を傷つけるのではとか、変なことを言ってしまうのではとか、恐怖が自由にものを言うことをためらわせ、何事に対しても臆病になってしまいます。とくに子どもの頃にいじめられたことが、おそらく他人を信頼できず、新しい人に対して警戒心を抱いてしまい、そのため友だちをつくることをさらに難しくしています。

　また人に会う用事もなく、とくに外出する必要性を感じないので、出不精で運動不足になるという身体的な問題もあるでしょう。

　こうして改めて考えると、友だちがいないことと、その結果としての孤立が、私の人生を暗いものにしています。心の健康を保つためには、人との関係が不可欠なものであると切に思います。

その他の友だち

　私はよい家族に恵まれています。両親と弟の4人家族です。両親は、2人とも一人っ子なので、いとこもおらず、親戚も少ない。幸運なことに、両親も弟も私によくしてくれる、すばらしい家族です。そして彼らはよい友だちの代わりになりうるのです。

将来何が起こりうるか

　まず、このまま手をこまねいていたとしても、誰かがASの人に友だちを連れてきてくれることは金輪際ありえません。そのため、何度も強調しているように、自分から人間関係をつくれるような支援が必要です。

　近い将来ASの人が人間関係をつくることができるような支援に対して、国が資金を出すかもしれません。しかし、現在国はこうした支援を真剣に考えていないようですし、そもそも、政府が常に問題を先送りにしている姿勢にフラストレーションを感じます。私は国が、ASの人に対してより費用対効果の高い、もっと長期の観点をもつことを望んでいます。そうでない限り、納税者はその場限りの対処療法に負担を強いられ、決して建設的とはいえません。

　先に述べたように、ソーシャルスキルのトレーニングが充実すれば、友だちもできるようになり、疎外感からうつ状態に陥ることもなく、病院にもかからず、長期的に見れば、医療費も削減できるといった構図もあり得ます。そういったトレーニングを通して、ASの人が職場で生き残るのに必要なスキルを得ることができる場合もあります。ASの人が早期にこうした取り組みの恩恵を受けられれば、社会や人との関わりがなかったために陥ったメンタルヘルスの問題も解決され、その結果、医療費のコスト削減に通じ、費用対効果の面からみてもメリットがあると考えます。

　その他に何かできることはないでしょうか。昨今のテクノロジーの発展によって何かあるかもしれません。すでにASの人に顔の表情や感情を教えるようなソフトが開発されています。このことから私の想像がふく

らむのですが、同じようにソフトを開発して、ASの人がスムーズな人間関係を学ぶ手助けはできないでしょうか。いろいろな場面を設定し、コンピュータと対話する。オンライン上の「人間」が、言われたことに反応する。そして、なぜそのような反応をしたのか、その状況と反応の理由を丁寧に説明するのです。こういった説明があれば、ASの人にはどんなにか役立つだろうかと思います。

　しかし、さらに考えを進めると、そういった場面の設定はむずかしいです。人によって学習が必要な場面は異なるでしょうし、実際の場面での人の対応は、そのときの気分によってもまちまちでしょう。そうするとおそらく特定の場面に対応する「正解」はないことになります。ほぼ無数の場面設定が必要になり、そのような洗練されたシステムを開発するには、すごいマンパワーが必要です。これでは費用対効果どころか、まるで「費用対逆効果」になってしまいます！

　最後にこれだけは言いたいです。私自身、今後友だちとの関係をはじめ、人間関係がどうなるか確信をもてないでいます。それはこれからどんなタイプの人が私の前に現れるか予測もつかないし、その人が私に何を求めているか、また私が何を求めるのか、そして一番重要なことは、彼らが私と一緒にいることを好むのか…。いま築かれている人間関係もいつ壊れるか分かりません。それだけASの人間はいつも不安感を抱えていることを知ってほしいです。

第5章
人間関係と
コミュニケーションの問題

ニール・シェパード

ルーク・ベアドンから

　この章は、ASの人にはユーモアのセンスがないなどと的はずれなことをいまだに言っている人に対して、そうではないと反論するのに適しています。かつて、いわゆる専門家といわれる人たちが、ASの人はユーモアを解さないと断言していました。しかしASの人と身近に接していると、これが間違いであることに再三気づかされます。おそらく専門家たちが言っていた意味は、「ASの人のユーモアのセンスがNTと同じではない」ということだったのでしょう。しかし、それはさしたる問題ではありません。確かにASの人のユーモアは解りにくいところがあり、私にとっては少しシュールでもあります。実際、ASの人の多くは、NTがさほど可笑しいと思わないことを、面白がることがあるようです。つまり、ユーモアに対する全く新しい世界を切り開いているともいえます。この点を理解しなければ、魅力的なユーモアを有するASの人に対して失礼であると私は思います。

　本章を読めば分かりますが、興味深いことは、「コミュニケーションに欠陥がある」はずのニールが、効果的なコミュニケーションをとっていることです。このことは、ASの人のユーモアとコミュニケーションの関わり方に対するNTの従来の見方に問題を投げかけます。つまり、NTが、「ASの人はユーモアと無縁である」とか「コミュニケーションに欠陥がある」と示唆することは、単にASがNTと同じユーモア、あるいはコミュニケーションを分かち合わないと思い込んでいるのです。当然ながら、これは倫理の面でも、モラルの面でも、間違っています。

はじめに

「その人がどんな人間かは友だちを見ればわかる」といいます。これが本当ならば、友だちのいない私はこの世に存在しないことになり、存在しないはずの人間の文章をあなたはいま読んでいるのです…。

はい、私には友だちがおりません。これまでも友だちがおりませんでした。私には知り合いがいて、同僚がいて、人とコミュニケーションをとることはできる…と自分では思っていますが…友だちはできません。一体「友だち」って何でしょう？

ASのもつ最大の「問題」は、コミュニケーションであり、それが社会的な場面や人間関係において顕在化することが多いです。ASの人々はNTから「孤独が好きな人」とか「一匹オオカミ」とか、しばしばステレオタイプ化して見られる傾向がありますが、これは本当でしょうか？これについて、私がふだんあまり使っていない脳みそをフル回転して考えてみたいと思います。

ASの人たちも「友だち」が必要？

まず私の「友だち」の定義からはじめると、「好感を持ち、一緒にいたいと思う人。自分をさらけだすことができる、互いに支え合うような人」となります。決して、接触する機会が多い人ではありません。だって、私は郵便配達人にはほぼ毎日のようによく会いますが、友だちではありません。呼び止めて、「じつはいまこんなことで悩んでいて…」と打ち明けたり、「この前はたいへんだったね」と肩を抱くことはしません。たまたま友だちが郵便配達人でない限りは…。私には仕事上の上司や同僚がおり、直接会ったりメールや電話でやりとりしたりします。しかし、彼らに対して自分をさらけだしたり、支え合いたいとはとくに思いません。自分の仕事を片付けるために（あるいは彼らの仕事を片付けるために）必要だから情報交換をするのであり、とくに関わらなくて済めば、それはそれでかまわないのです。

一方、人間が社会的動物である以上、人とのコミュニケーションが苦

手であっても、社会の中で生活していかなければなりません。どんな人でも、他人や社会と関わらなければやすらかには生きてはいけないのです。ASの人たちも例外ではありません。人と関わること、そして「友だち」が必要です。ところが、ASの人が他人と接するやいなや、コミュニケーションにおける生来の問題が露わになってしまいます。彼らは相手の感情に配慮しつつ会話を進めるといったことは、からきし苦手です。人間は想像以上に、日頃無意識のレベルの意思疎通を行っています。いわゆる「空気を読む」ということなのですが…。

　この非言語コミュニケーションにおいても、ASの人は苦手であり、他人のしぐさや表情などから相手の気持ちを推し量ることが難しいのです。相手のメッセージをしばしば誤解し、さらに自分の行動も誤解されます。これらのことが、友だちづくりを困難にしています。

誤解が重なるとどうなるか

　突然ですが、これからジェイムズ・ホエール監督のホラー映画『フランケンシュタインの花嫁』（1935年　アメリカユニバーサル映画）の話をします。

　えっ、なぜですって？　ちょっと待って、すぐ分かりますから。

　この映画は、1931年の『フランケンシュタイン』の続編ですが、あきらかに前作と違っています。どこが違うって？　天才科学者フランケンシュタイン博士が作った怪物が「友だち」を求めているところです。前作はただ意味なく人殺しをしました。ここでASとの共通点を述べたいと思います。あっ、でも怪物がもっとAS的だったとしたら、もっとしょっちゅう人を殺したくなっていたでしょう。〔編者より：この表現を誤解しないでいただきたいです。ASの人は他人を傷つけたり攻撃したいわけではありません。一方ASの人がNTの世界での対応に苦労し、ときどき自分を抑えることができない心持ちに捕らわれることがあることは認めなければなりません〕

　怪物（ボリス・カーロフ）は、フランケンシュタイン博士（コリン・

第5章　人間関係とコミュニケーションの問題　51

クライヴ）と科学者プレトリアス（アーネスト・セシガー）という「知り合い」がいる。しかし友だちが欲しい。自分にとって好ましく、一緒にいることが心地よい人間が。ところが、友だちを求める行為が、ことごとく空回りする。

　羊飼いの女が彼の姿を見てパニックになり、滝壺に落ちてしまう。怪物が助ける。しかし、女はギャーギャー叫ぶ。その声を聞きつけた狩人が鉄砲で撃つ。彼は、女にとっては醜い怪物、狩人にとっては人間を恐怖に陥らせる悪魔としか映らない。

　傷ついた怪物は森に逃げ込み、そこで盲目の老隠遁者と出会う。ここではじめて怪物は中身を理解され、目の見えない老人と口の聞けない怪物は、打ち解け、互いを支えあい、友だちになる。しかし、それも束の間のことだった…。

　終わりのほうで怪物はやっと人造人間の「花嫁」という友だちができた…と思いました。しかし、他の皆と同じく、彼女からも拒絶されます。そして、悲劇的な結末へと向かいます。

　怪物の窮状は、世間のASの人に対する反応や行動を見ているようで、全く身につまされます。私にとって意味ある行動でも、周囲から不可解に見え、「扱いかねる」のです。

　それもこれも最大の原因はコミュニケーションにあります。怪物の例を持ち出さずとも、それはあらゆる日常場面に困難として立ちはだかります。たとえば何気ない挨拶さえも悩みの種になりえます。誰かが私に「グッド・モーニング」と言う。とっさに私は、なぜ「グッド」なのだろうと疑問をもつ。あるいは、何のために私にそれを言ったのだろうかと考え、一瞬返答をためらい、答えに詰まる。すると、相手から、「あれっ」という反応がある。NTの人たちはこういったちょっとしたことに対して、居心地が悪く感じるのです。

　あるいは、「いいお天気ですね」と話しかけられる。NTは、これをあらゆる会話の口火として用いている。昨晩のホームドラマの話から、天下国家を論じること、果ては週末に地元サッカーチームが負けてしまっ

たことまで。私にとっては、どう考えても、「いいお天気ですね」というのは、「空って青いですね」とか「ポストは赤いですね」と同じく、ただ事実を述べているに過ぎない（しかも今窓の外に広がる11月のどんよりとした空ならば、間違った事実だ）。ASの論理的思考からするとまったく腑に落ちない。それに対する「正しい」答えはなんだろう。何か気の利いたことを言うべきだろうか。何か反応しなくてはと、気があせる。かくして返事のタイミングを逃し、相手に対して失礼であるとみなされたり、気まずい雰囲気となったりするのです。

　人間には自己防衛本能が備わっています。新しい事や不安な事、自分には理解できない事に対しては自分の心身を守るため、受け付けようとしない。まずいものを食べたら、二度と口にしようとは思わず、火傷したら、もうそれをさわろうとしない。同様に会話の場合にも、気まずい思いをしたら、次には関わりたくないと思ってしまうでしょう。期待する反応や必要とする答えが返ってこないことが繰り返されると、積極的に関わろうとしなくなります。現に、IT業界で働く私は、たまにいわくつきの、面倒な客に対応しなければならない場合があります。仕事だから仕方ないと割り切りますが、プライベートで会いたいとは思いません。

　NTにとってはASの人とのコミュニケーションはスムーズに運ばず、相手は、「なんかちょっとズレてるな」と感じながら、ASの人の意図を確認しながら話すことになります。期待した反応が返ってこないので戸惑う。自分の発言も、ASの人に合わせるように気をつける必要がある。何を考えているのかわからないので、不安になる。そうなると、「ニールと話すのはちょっと面倒だな。関わるのをやめようっと。そうだ、代わりにジョンにしておこう」と敬遠されるのではないでしょうか。

「正直病」

　この「なんかズレてるな」と感じさせるのは、意識的なものだけではありません。例えばアイコンタクト。話をしている最中に向き合った人と互いに目と目を見合わせる。こういった非言語コミュニケーションを、

人は無意識に行い、自分の話を相手が関心をもって聞いている（あるいは関心を失っている）というようなことを、目線や微妙な態度によって察することができます。ところが、ASの人のアイコンタクトは、「なきに等しい」「目が宙をさまよう」「相手の目をじっと睨む」の3つのどれかです。これらもNTが不自然に感じ、なんとなく居心地悪くなり、例の「関わるのをやめようっと…」ということになり、こうして仲間はずれにされる構図が出来上がってゆきます。

　時には私自身、「アグレッシブで、人に脅威を与える態度をとっている」と言われることがあります。声のトーンや人との距離のとり方や、人をじっと見つめてしまったりする態度からそう思われるのかもしれませんが、自分ではその意図は全くなく、それゆえ自覚することも、コントロールすることもできないのです。

　会話というものはある程度「台本」に添っているものが一般的です。「AさんがXと言うと、BさんがYと言う」といったような流れがあります。私の頭の中ではこのパターンに乗っ取り、事前準備をします。これは私がやっているだけで、他のASの人に当てはまるかどうかわかりませんが……。「よしっ、Aという情報を伝えよう。するとBと言われるだろうから、次に私はCと言おう。で、Dと聞かれるだろうから…」といったふうに。しかし、事態は規則にのっとって展開するものだとAS的に考えるのですが、相手はNTです。そうは問屋が卸さない。私がシミュレーションに基づいて、Aと言うと…相手はZという。「そんなー」とお手上げになり、苦労も水の泡と消えてしまいます。

　ところでコミュニケーションでは、相手に「何を言うのか」も大事だけれど、「どのように言うのか」がよりいっそう大事です。ASにとってはこの問題にも対処しなければなりません。本当に苦労が多く、踏んだり蹴ったりではないですか。ASは全く嘘をつけず、お世辞も言えない。その正直さかげんときたら…ときに残酷なまでです。他人の感情を察知することが困難で、自分の発言や行動が相手にどう受け止められるかが把握できない。同じことを言うにしても、「オブラートにくるんで、やん

わりと」なんて夢にも思わない。しかし、ASの人はわざと無神経な言葉を吐いているわけでないのです。「特定の言動が、特定の反応と結びつきがちである」ということに気づかないだけなのです。私はときどきASのことを、「正直病」だと思います。

　この典型的な例が私に起こりました。仕事のITの技術サポートで、ある顧客から執拗に文句を言われていたときのことです。上司からもその問題を早く解決するように迫られていて、私は強いプレッシャーを感じていました。仮のパスワードをつくる必要があったので、私は自分のイライラしている状態を示す言葉にしました（実際の言葉はここに書けないですが…）。一時的なわかりやすい言葉を論理的に選んだのだが、このことが相手をかんかんに怒らせてしまいました。私はなぜ相手が激怒しているのか全く理解できませんでした。しかし後で上司から叱られたとき、理由を説明されて、はじめて理解したのです。

　なぜこんな失敗を告白しているのかというと、他人の気持ちに配慮するといった概念自体が私にはスッポリ抜け落ちているという例を示すためです。そして、感情が欠落している人間が感情的な人間と接するとこうなるのだよ、ということをお知らせするためです。〔編者より：ASの人々は感情が欠落しているのではありません。相手の感情の理解が困難なため問題が生じる場合があるということです〕。こうした行き違いから、互いに誤解が重なり、いったんコミュニケーションが壊れると、雪だるま式にどんどん否定的な方向に進み、そしてコントロール不能となってしまいます。

　一般社会は、人々が一定のルールで行動し、発言し、対応することを求めています。しかしASは、そういった人間関係の暗黙のルールに、気づかないので、無作法だとか、無知だとか、残酷だとか、間違って受け止められます。私の父（ASの疑いあり）は、服装などについて、グサッとくるようなことを本人に平気で指摘し、母がいつも恥ずかしがっていました。例えば露骨に眉をしかめて、「うわっ、何てひどいシャツを着ているんだ！」などというふうに。ただし本人はただ思っていることを正直

に表現しただけです。こうした突き放した言い方では相手が傷つくかもしれないなどとはまるで考えもしていません。多くの人々はこの手の「正直さ」を誤解し、感情的になってしまい、指摘されたことが（おそらく）本当であると気づかないでしょう。ASは、融通が利かないとよく言われます。しかし、それはわざとではなく、真面目で正直であるだけなのです。このことはNTからなかなか理解してもらえません。

　私の個人的な経験から学んだこともあります。子どもの頃の私は「ウッカリ大王」として知られていました。「変なこと」を言うと、すぐ親からバシッと、ビンタが飛んできました（残酷な両親でした！）。しかし私にはこのような親からの身体的な「痛み」、さらにその後たっぷりと味わうクラスメイトからの嘲笑や仲間はずれの精神的な「痛み」も、なぜ引き起こされるのか皆目理解できなかったのです。そして私は経験則から、「まずいものは二度と口にしない。火傷したら、絶対にさわらない」と決意し、実行しました。「まともなことを言えないなら、口を開くな」という金言が教えてくれているように。

　ふつう大人になると、人を怒らせるようなふるまいとそうでないふるまいがわかるようになるものですが、私の場合、おそらくASであることが影響して、それがわかりません。それでも、まがりなりにも人々のことがだいぶわかるようになってきました。えっ、どこがってお思いでしょうか？でも分かってきたのですよ、私は。彼らが私のようなひねくれたユーモアのセンスをもっていないことや、彼らが立腹するのは、原因に対してというよりも、彼らのもつ「感情」がそうさせていることが。

　しかし子どもの頃に身についた習慣を、大人になってから変えるのは難しいです。私の身体には、「まともなことを言えないなら…」の金言が染み付いており、できるだけ人を怒らせまいという自己防衛策から、無口な人間になってしまっているのです。

　私には、これが他のASの人たちにも当てはまるのかどうかわかりません。しかし、そうでないことを願っています。その一方で、何人のASの人たちが、差し迫った「痛み」を避けるために、自分の気持ちを押し殺し、

それが相当な心理的なダメージを生んでいるにもかかわらず、黙ることを学んでしまっているだろうかと思うと、胸が痛みます。
　最後に、ASにとって他人の感情を読むことの他にも、もうひとつ大きな問題があります。それは、「会話がいったんはじまったらそれに対処するのが難しい」ということです。会話をスタートさせることはさほど難しくない。しかし、スムーズに運ぶことが難しい。いったん自然な結論に到達した場合でも、話をいつ止めていいのかわからない。相手がとっくに関心を失っているのに、まるで壊れたレコードのように同じ情報をエンドレスに繰り返したり、会話が堂々巡りしたりします。
　この問題には両面あり、相手が関心をもっている場合にもそれに気づきません。人が無意識に放つ、「次はあなたの番ですよ」といった微妙な信号を察することができないので、話がキャッチボールにならず、私のところで話題が途切れてしまいます。これはASの人々に共通の問題です。人々を気まずくさせ、またしても、近づくのをさける障壁(バリア)となってしまいます。

誤解されることがなぜそんなに問題なのか
　ASとNTのコミュニケーションのとり方において、多くの行き違いや誤解があることは明らかです。しかしそれはASにとってどういった影響があり、そもそもなぜそんなに問題なのでしょう？
　すでに述べたように、ASも他の人たち同様、人と関わり、社会に居場所があることが必要です。しかし「ASのコミュニケーションのとり方」に対する社会の誤解が、面倒に巻き込まれたくないと人に思わせ、孤立化させます。「ニールはふつうでないから、放っておこう」、こんな感じで…。残念ながら、多くのASの人がこうした身も蓋もない態度に直面するのは日常茶飯事です。しかし逆に放っておいてくれないことも、それはそれで問題なのですが。私が人に紹介され、自分の名前をニール(Neil)と名乗るとき、必ず悪ふざけをする者がいて、「ひざまずけ!」(Kneel)と命令されたかのように、うやうやしくひざまずきます。私は一緒に笑うしか

ないのですが、本当は手近にあるテーブルをひっくり返したい気分です。
　ASの人が彼らの「奇行」を理解したり、なんとか解ろうと努力する人と出会えないと、彼らはいとも簡単に落ち込み、孤立します。残念ながらこの現実は、異質なものを排除するという人間の本能からきており、この問題を克服することは容易ではありません。ASの人が社会を遠ざけるのは簡単です。しかし再び戻ろうとしても、その障害の特質から、膨大な努力を要し、多くの困難が立ちはだかります。これについては後でふれましょう。

つき合ってみると、その努力は間違いなく報われる
　ASの人とうまくコミュニケーションをとるのは簡単ではありません。とっつきにくいと思うかもしれませんが、それでもまずはNTのほうから、つながろうと手を差し伸べてはどうでしょうか。
　ちょっと見るとASの人は頭がおかしいのではと思われることもあります。しかしNTと異なったものの見方をしているだけで、おかしくはないのです。時にはASの人の扱いがたい正直さは、しばしば新鮮で、異なった視点を社会に提供します（といっても、ASの人が常に正直だというわけでもないですが…）。社会に対する独特の視座は、既成の考え方の不足を補い、社会のバランスをとります。また脳のタイプの異なる人がどう物事を解釈するかを知る機会にもなります。ASの人たちはNTが見逃しているようなことに気づいていると、確信をもっていえます。しかし彼らは同時に明らかなことを見逃してもいるので、NTは、ASの人が理解しうる言葉で伝える必要が生じます。そして、NTの人が、伝える前に表現を吟味することは、自分の言いたいことをより深く理解することにつながるでしょう。
　多くの人々が、「あれっ、そこの隅っこにいる大人しい奴が、本当は話したがっていたんだ」と驚くほど、ASの人はツボにはまるとよくしゃべることがあります。そこでASの人の話を理解する、つまり彼らの小さな世界に入れた人は、そこに情報の宝庫を見つけたり、「ふつう」と異なっ

た新鮮な視点や考え方を発見することがあります。私を知ろうと努力した人たちにとってのサプライズは、この「得体の知れない男」が、まさかもっているとは思わなかったスキルや能力を示すことです。とりわけ驚くのは、ユーモアのセンスをもっていることです。ASに関する記述の多くは、「ASはユーモアを解さない」としています。いえ、でも我々は解します。たとえそれが多くの人を当惑させるようなものだとしても。いや、当惑させるのは私のねじれたユーモアのセンスだけかもしれないけれど…。

　通常ASの人に感じる氷のように冷たくて堅苦しいイメージとは違って、ASもNTと同じく、発達した一人の人間です。しかしその障害の特徴のために、周りの人に誤解され、AS本人自身も自分を外に出して表現することを躊躇してしまいます。

　ASの人と良好な関係を築いたり、築くために努力することにはかなりの辛抱と寛容の心が必要です。なにしろ、彼らは礼儀には無頓着、会話のタイミングは最悪で場違い、ものごとを杓子定規に解釈する、空気が読めない、独りよがりの話題をふってくる、しかもそれは狭い。彼らは事実のランダムな羅列には何の興味も示さない。「いいお天気ですね」は事実を述べただけで、面白くも何とも思わないのです。さらに、話に対してつまらなそうな顔をするか、何のリアクションもなかったりする。人前で平気で相手の面子をつぶすこともある。それは、身勝手さや悪意からくるのではなく、ただその話題が面白くないので反応を示さないだけで、その行為が社会のマナーに反しているとは夢にも思っていないのです。一方、話の本筋でないところに興味をもち、突然反応して、「おっ」と身を乗り出してきたりする場合もあります。

　さらに、人にもよりますが、というより私の場合は、1対1の会話は大丈夫であるが、それ以上のグループの会話となると対応できないという問題をもっています。関わる人が多ければ多いほど、私の話す量は少なくなります。自意識過剰ということもありますが、1度に1つ以上の会話をフォローすることが難しいことからもきています。それぞれが独立

した声として聞こえるのではなく、ひとかたまりの雑音となってしまうのです。

　ASの人が会話に入れたり、入れなかったりするのはこのような多くの要素が関わっており、NTにとっては彼らの特質を理解して配慮することが、ASの人との良好な人間関係を築くための鍵となります。そして、つき合ってみると、その努力は間違いなく報われれます。そこであなたは、ASの人たちの間に立ち塞がっている3メートルほどのコンクリートのバリケード（自己保身、自己擁護、他人の無理解などの理由で）の中に咲くみずみずしい小さい花を見出すでしょう。

　私の場合も、後日仲良くなった人たちから純粋に驚かれることがあります。「へーっ、あのぶっきらぼうなアイスマンって、意外に奥が深い人間だったんだ」と。はい、一見なんのとりえもないように見えますが、意外と面白くて、知的で、思慮深く、博識で（少なくともいくつかの分野で）、興味深い会話を提供できる人間でございます。それに、「控えめな人間である」ということもつけ加えさせていただきます。

エネルギーを使い果たしていることに気づかれない

　これまで、友だちをもつことの大切さや、そのためにNT側がどういった配慮が必要か、またASの特定のふるまいをなぜNTが理解できないかなどについて述べてきました。では、なぜ多くのASの人たちが話せなくなったり、社会的状況に対応できなくなったりするのでしょうか？

　私の診断名が世間に知らされたとき（つまり職場のことですね）、多くの人の反応は、「そうなんだ。頑張ってね。困ったときはいつでも相談してね」というものでした。「はい、ありがとうございます、でも、どうやって？」。NTの場合、困ったときに人に相談に行くのはふつうのことかもしれません。しかし対人スキルに欠ける者にとっては、これは至難の業です。私は、知識として相談などの対人場面が存在することを知っています。しかし、実際にその場面に臨んだときにどんな段階を踏むのかがわからず、具体的イメージがさっぱりわいてきません。まるでPCの中

身や女性の頭の中身のように抽象的なのです。

　誰にとっても自分でコントロールできないものに対して立ち向かわなければならない時には恐怖心がともないますが、とくにASの場合はこれが増幅します。無意識に例の「まずいものは二度と…」がよみがえり、頭の中のどこかで、「警告、警告」とアラームが鳴りひびき、自動的にその状況を避けてしまうのです。しかしNTにとってはこの反応が理解できません。「たかが人と話すくらいで、何がそんなに大変なの？」と。

　では、こうした困難を、自分で乗り越えることができるのでしょうか？「イエス」と言いたいところですが、私の経験に照らしても、慣れない対人場面に臨むときは、恐怖をコントロールしたり、まして隠したりすることですでにエネルギーを使い切ってしまっており、さらに会話を続けたり、相手の言っていることを理解しようとしたり、合理的な返事をするためのパワーなど残されていないのです。

　世間では人との交流はごく当たり前のことであり、なぜこんなことができないか説明することが難しいです。逆に、人と交流する際に行っているプロセスについては、ふつういちいち考えたりせずに自然に行っているので、99％の人々は自分がそうしたプロセスをとっていること自体にも気づかず、またそういったことが自然にできない人間がいることにも気づきません。

自力で問題解決を図ることの困難さ

　こういったもろもろの障害がASたちの周りに透明な壁のようにめぐらされており、自分から友だちをつくろうとするときにたちまちその壁にぶち当たってしまいます。繰り返しますが、人間が生きていく上で、社会、つまり人と関わること、友だちをもつことは誰にでも絶対に必要です。ゆえに、苦労しても対人関係を築かなければなりません。ではASの我々はそれをどのようにして乗り越えればいいのでしょうか。

　私の苦い経験からさえ、人と関わることは、関わらないことより、ずっと、ずっとよいことだと断言できます。ただし、私がいま実際に充実し

た人間関係を築いているといっているのではありませんが…。しかし、ささやかでもそれをもっている人生は、それなしの人生に比べ豊であるということを知っています。私は、人生のいくつかの局面において何度か孤立しました（新しい地域への引っ越しや、伴侶との別れなどによって）。そしてこのような窮地に追い込まれたとき、人は自力で何とかしなければなりません。なぜなら、「泳がなければ溺れる」といった状態だから。

対人関係を円滑にしたり、友だちをつくったりすることは、誰にとっても簡単ではありません。その一方で社会は、ASだけにとどまらず、社会的弱者のもつ問題や、それに対しての必要な配慮に、気づかない傾向があります。意図的ではないのでしょうが…。ASである私個人としては、社会はそのことにもっと関心をもつべきだと思います。しかし、残念なことに　社会的に弱い立場にいる者は少数に過ぎず、社会は少数派が多数派に飲みこまれてしまうのが世の常です。

「孤立化している人」が誰でも直面する問題は、どうすればその状態から再度社会に加わることができるかということでしょう。誰も知らないのに、どうやって自分とうまが合う人を探せばよいのか。どこに行けば人と会えるのか。さらに行動を困難にするのは、穴にはまってしまい、もがくだけで、自力で抜け出す方法を知らないことです。人との関わりの多くは、既存の「社会サークル」のまわりで繰り広げられます。しかし外の人間がこうしたサークルに自分から入ろうとすることは容易ではありません。ある意味「招待」される必要があります。ここで鶏が先か、卵が先かの議論となります。誰も知らないのに、どうすれば招待してもらえるのでしょうか？

これまで述べてきたように、ASの人々にとって、自分から積極的に人に関わろうとすることは困難をきわめ、ストレスになります。新しい対人場面に臨んでも、そもそも経験が乏しいため自分のコントロールが利かなかったりします。ごくまれにストレスを隠し、「ふつう」に見せて、うまく行くこともあるかもしれません。しかし常にうまく行くとは限らず、その場合、嫌な経験をするだけでなく、自尊心が深く傷つけられて

しまいます。

粘り強くがんばるしかない

これまでくどいほど述べてきましたが、人々に出会い、良い関係を築くことは、容易なことではありません。私が人に会うといつも、AS を知らせるべきか、あるいは黙っているべきか悩みます。周りの人の障害に対する無知よって、さらに多くの問題が生じるのです。さらに AS であることは、単に予測のつかない状況に置かれるだけで問題が発生します。

良い人間関係を築くことは難しいです。私が、どこに行けば良い人間関係を築け、問題が解決されるのかを知っていたなら、どんなにか嬉しいことでしょう。しかしそれに対してはおそらく簡単な答えはありません。唯一、粘り強くがんばるだけしかないでしょう。

世界はあなたのところにやっては来ません。あなたからそこに行かなければなりません…それがいかに大変だとしても。そして願わくば、あなたが、柔軟な考え方をする賢い人々に出会えることを祈っています。たとえこの世界には 65 億人の人がいたにしても、あなたが関わらなければ、それはあなたにとって孤独な場所でしかないからです。

第6章
人間関係、とくに友情について

アレクサンドラ・ブラウン

ルーク・ベアドンから
　アレックスの述べていることは全てその通りだと思います。その中でもとくに強調しておきたいことがあります。それは、ある問題を頭で理解することと、心で理解すること、つまり感情的な反応とは全く違うということです。問題が起こる理由が理解できたとしても、それで感情がおさまるわけではありません。例えばパートナーが別の相手と駆け落ちして、その理由がわかったとしても、傷ついた心が癒えるわけではありません。この点NTとそれほど違いません。しかしASとNTが違うところがあります。それは、共感性に乏しいということです。どちらが？　それは当然ASと思われるでしょうが、違うのです。アレックスの言い分を検証してみると、NTこそ共感性に乏しいのではないかと思えてきます。NTは一般的に感情的な問題が起こったとき、環境を指摘し、それで終わりにする傾向があります。たとえば大幅に遅刻したとき、相手が怒っていても、遅れた理由を説明して、それで問題が終わったとみなします。しかしASの人は相手の感情を知ろうと努力し、さまざまに憶測し、それがわからないから悩み、ストレスや不安が昂じます。いったんそうなるともうコントロールがなかなかつかないかもしれません。しかし、ASの人が他人の感情や考えを知ろうと努力することから生じる大きな悩みがあるとわかることが、彼らを理解する上ではよりよいヒントとなるでしょう。

　もうすぐ40歳になる私は、振り返ってみると、中学生の頃から20代くらいまで、人とうまく関われない自分に悩み、悶々としてきました。いつもみじめな気分でした。いま思うと、他人の目が気になり、自分は

人づき合いができない人間だと思われたくなかったので、無理して人の中に入っていっていたのです。若い頃、自分のことを「反社会的な」人間であると思っていました。しかしそれは間違いで、最近になって自分は、「非社交的な」人間であるということがわかってきました。いまやっとこのままの自分でいいのだと思えるようになってきたのです。

うまく会話に加われない

　私はどんな形であれ、人との交流は強いストレスを感じます。私にとっては人々は気まぐれにただ思いつくままにしゃべっているとしかみえません。とくにお酒を飲むとその傾向は強まり、ころころ話題が変わり、ますますついていけなくなります。彼らは、パーティーや行事に集まっておしゃべりするのは、誰もが楽しいものだと思い込んでいます。その場が苦痛だと思っている人たちがいるなどとは想像がつかないのです。

　私は会話をするに当たっていろいろな問題に直面します。

　まずはじめに、何を話せばいいのかわからない。まるで私の興味を引かない話題のときは、何を質問していいのかすら思いつかない。

　会話の切れ目もわからない。区切りがついたかと思って何か言うと、まだ発言中だったりして、人の話しにかぶせてしゃべってしまう。話がまだ続いているのか、終わっているのか、判断が難しいからです。このことに自分で気づくときもあるし、気づかないときもあります。私は「人の話の腰を折らないで」と注意されたこともあります。

　大学を卒業して仕事を始めたとき、休み時間に同僚たちがおしゃべりしていて、私が会話に加わると、よくシーンとしてしまうことがありました。いま思うと数々の場をこわしていたのでしょうが、当時はそのことが不思議でたまりませんでした。

　会話中に何か言いたいことを思いつくこともあります。ですが、どのタイミングで話に入ればよいのかわかりません。迷っているうち、話題が変わってしまったりします。「まだ発言していいのかな。やっぱりもう言わないほうがいいかしら」などと逡巡しているうちに結局言いそびれ

てしまい、会話は終わってしまいます。ちなみに、会話がいったん中断した後でスタートするときも混乱します。たとえば近くで子どもが泣くなど、何か気をとられることが起こったとします。当然話が中断するわけですが、その後再開するとき、前の話を続けたほうがいいのか、もうその話はせずに、別の話題にしたほうがいいのかわかりません。

　人に嘘をつかなければならないような場合も困惑します。正直に答えると明らかに相手を傷つけるといった場合でも、私は嘘をつきたくないし、つくのも苦手です。そのため、どうしていいかわからなくなり、結局何も言わずに沈黙してしまい、我ながら不自然な態度になってしまいます。

　学生時代、クラスメイトと話しているとき、途中で自分が何を言いたかったのか忘れて、わけが分からなくなることがよくありました。そんなわけだから、私が何かについて話すと、突然皆が私を無視して話しだすなんてこともしばしば起こりはじめました。ひどいときは、私が話し始めるやいなや、これをするのです。

　最後に、人の話を集中して聞くことも難しいです。とくにあたりさわりのない世間話のときなどは、ついうとうとしてしまったり、全く別のことを考えたりしてしまいます。黙っているより何か言ったほうがいいかと思って、さしあたり思いついたことを発言すると、的はずれだったりするのでしょう。いずれにせよ、場をしらけさせてしまうのは確かです。

　そんなわけで、私にとって人と会話するに当たって数々の問題があります。知り合いや１対１ならまだいいですが、知らない人と話すときや、グループで話すときは、緊張してアドレナリンがよけい出てしまいます。

　こんな私ですが、まれにリラックスして話せるときもあります。それは相手の趣味や仕事に興味があるときで、その場合あれこれ質問するのが楽しいです。また、相手が私の話し方に慣れている場合も、タイミングがずれたり、失敗するのではないかと、びくびくしなくて済むし、恥をかかされる恐れがないので、安心して会話を楽しむことができます。

ふるまい方がわからないための混乱

　私はこれまで経験したことがない場面に臨むときは不安になります。暗闇の中に踏み出すような気になるのです。我ながらこんなふうに感じる自分をばかばかしく思えます。なぜなら自分は人と違っていてもいいのだと思っており、ある意味それを誇りに思っているからです。しかし、それはあくまでも自分が安全と感じる場においてであり、未知の領域においては不安になる自分をどうすることもできません。

　たとえば、単に外食するだけでも悪夢になる場合があります。

　他の人々はカフェやレストランで自然にふるまっていますが、私にとってはそのほうが不思議です。店によって注文をとりに来るのを席で待つところもあれば、カウンターに行って注文するところもあり、私から見ると何もルールがないように思えて、まずそこで戸惑います。先日娘を連れてサンドイッチチェーン店に行ったときもそうでした。カウンターでパンの種類や中身の野菜やハムなどを選んで注文するのですが、少なくとも３人の店員が私たちのサンドイッチをつくるのに関わっていました。店員は別の客のサンドイッチをつくりながら私の注文を聞いており、私たちのサンドイッチをつくっているのは別の店員なのです。何が起こっているのかやっと理解できたときには、サンドイッチは出来上がっていました。しかも、それは注文とは別もので、娘の嫌いなものが入っており、カッと頭に血が上り、すっかり気が動転してしまいました。

　私は言いたいです。こんな無用の混乱や当惑を避けるために、外食産業はルールを書き出して貼っておくべきです。注文方法、支払い方法、チップを置くべきかどうかなど、わかりやすく。

　もうひとつレストランで不思議でたまらない光景があります。食べ終わったのにいつまでも残っておしゃべりしている人がいることです。レストランはものを食べるところなんだから、終わったらさっさと帰るべきではないのかなど、よけいなことを考えて、あげくに他人が皆こちらを注目しているのではないかと気になり、ストレスが上昇して、食欲がなくなり、気が散って何かをこぼしたりドジをします。こんなところか

ら早く逃げ出したいと思ってしまいます。

自分をストレス下に置くことがよいと思っていた

　私は以前、自分をいろいろなストレス下に置くことが正しい行動であると思っていました。また自分がストレスに感じても、娘のために、あえて我慢しても行動するのが正しいと思っていました。

　娘が２〜３歳の頃、親子プレイグループに参加していました。なるべく皆から離れた部屋の隅っこにいるようにしていました。だって他の母親たちから話しかけられたくなかったから。娘もASなので、子どもだけで遊ぶときは、他の子どもたちからちょっと離れた場所にいることが多かったです。身体の動きがぎこちなく、他の子どもにぶつかったり、つまづいたりする。終わったら２人で逃げるように家に帰りました。そんなことをしなくたって、娘も私も他の皆から距離を置かれてしまっていたのですが……。

　娘が小学校に入ってからは、村のイベントなどにできるだけ参加しました。私もパートナーもこういった場所が苦手ですが、娘にだけは地域の一員としての自覚をもたせたかったのです。バザーやバーベキュー大会、タウンホールで開かれるクリスマス会などの集まりに連れて行きました。でも、あるとき、こんなことをしても意味がないと思うに至りました。なぜなら、娘はこうした集まりに参加するのを嫌がっているし、私自身むろん楽しくない。人づき合いの悪い親子だと思われるかもしれないが、私たちはとくに必要とされておらず、出席しなくても別に悪いことではないのだという結論に達して、その後もう参加しなくなりました。

　ただし、心配だったのは、娘が学校で友だちがつくれなかったことでした。他の子どもたちからからかわれて、学校で孤独であると訴えていることでした。いまでもこの心配は続いています。私の子どもの頃に似ているのが気がかりです。

小さい頃、シャイな子どもだった。中学からは私立へ

　一人っ子の私は、両親によるとシャイな子どもであり、人見知りが激しかったといいます。いまでも鮮明に覚えているのは、近所のおじさんに話しかけられたときのことです。母と一緒に出かけるときによく会うのですが、いつも大声で私に何か聞くのでした。何度聞き返しても何を聞かれているのかわからず、怖くてドキドキしました。私は自分の耳が聞こえないのではないかと思ったのですが、その場を離れたとたん、聞かれたことがわかるのでした。せっかく親切に聞いてくれていたのに、私ときたら、恐怖で固まっていたのです。ちなみにこういった状況はいまでも起こり、緊張しているときには相手の言っていることが理解できず、すこし後でわかるのです。

　小学校は地域の公立学校に通いました。学校では友だちがつくれず、他の子たちと一緒にも遊べませんでした。ただし誕生日にはクラスの子を呼んだり呼ばれたりしていました。自分の家に招くときは大丈夫だったのですが、初めての家に行くときはいつも怖い気持ちがわき上がってきました。他の子どもたちが皆はしゃいで大声を出すことがひどく嫌でした。ゲームに入るのを強制されることも苦痛で、とりわけ苦手だったのがティータイムでした。皆が欲張って食べ物を口いっぱいに頬張る光景を見ると、「ウッ」と、気持ち悪くなりました。最後にはいつも泣いてしまいました。最近気づいたのですが、私の嫌いな食べ物は、この誕生パーティーによく出されたホットドッグやゼリーやアイスクリームなどで、この頃の経験と結びついているからではないかと思います。

　両親はあまりにも大人しい私を心配して、中学からは地域の大きな学校よりも私立学校が適していると思ったようです。しかし、この私立学校でも友だちをつくることは難しかったです。友だちがいた時期もありましたが、そんなときも1度に1人だけで、しかもあまり長続きしませんでした。とくにいじめられたわけではなかったのですが…。よく覚えているのは、学校の塀にもたれて、皆が遊んだり、2～3人の女の子たちが連れ立って歩き回っているのを見ていたことです。誰も話し相手が

いなくて、淋しかったです。ちなみに先生や給食のおばさんなど、身近にいる大人とも話せなかったです。

　あるときクラスの男子と仲良くなりました。内気で物静かで、やはり友だちがいない子でした。なぜか女子は女子同士の友だちでなければならないというような不文律がありましたが、私は気にしませんでした。話ができる友だちができて嬉しくて、休み時間によくいろいろ話しました。その男の子が夏休みの少し前にパディントンベアのついた鉛筆サックを私に差し出し、「これ休みの間使っていいよ」と言ってくれたときは、すごく嬉しかったです。家でいつも眺めていたのですが、あろうことか、それを失くしてしまいました。パニックとなり、家中を探し回りましたがどうしても見つかりませんでした。男の子はもう私のことが嫌いになるのではないかと、夏休み明けまで何週間も心配でした。学校がはじまって、おそるおそる打ち明け、「気にしなくていいよ」と言ってくれたときは、心からホッとしました。でも男の子はそれから間もなく家族でオーストラリアに移住して、いなくなってしまいました。

　その後女の子の友だちができました。わがままな子で、あまり好きではなかったのですが、ついて歩いていました。その子にしてみれば、私が刃向かわないと知っていたので、気に入っていたのでしょう。「私の友だちでいたかったら、言うことにしたがいなさいよ」というかんじでした。そのうち、その子は別の子と仲良くなって、私から離れていきましたが、私はそうなってがっかりするどころか、ほっとしました。

　話が戻りますが、この学校に入学するとき、知り合いの子がいることに気づきました。私に、「隣に座ろうね」と約束してくれました。しかし、学校が実際にはじまったとき、その子は別の知り合いの子をみつけて、行ってしまいました。隣の席が空いてしまい、先生からそこに座るように指示された子は、「友だちと座りたかったのに」と私に文句を言いました。そして次の機会が来たらさっさと別の席に移っていってしまいました。

　私ははじめ、学校で友だちができないのは、バス通学しているので、

放課後遊べないことが原因だと思っていました。しかし、こうした経験が度重なると、自分に何か問題があるのではないかと思うようになってきました。人に意地悪をするわけでもないのに、なぜ誰も私と一緒にいたいと思わないのだろうか、私はうっとうしい人間と思われているのだろうか、などと落ち込むようになり、自分に自信がもてなくなりました。

　クラスの人気者と自分の違いはなんだろうと考え込んだ時期もあります。このことはいまでもわかりません。私は決して人気者にあこがれているわけではありません。しかし、人から好かれたり、魅力的にうつる人にはどんな要素があるのだろうか。あるいは私にどんな要素が欠けているのだろうか、などと悩みました。

　一時期考古学の発掘の仕事をしていたのですが、あるとき、発掘現場に私の友だちが遊びにきました。同僚の女性たちは、彼女に興味をもったようで、私を無視して彼女とばかり話しました。「私じゃダメなんだ」と淋しい気持ちになりました。ひとりの同僚が、レース糸で「友情バンド」を編んで彼女に渡しました。私にはくれなかったので、内心傷つきました。ちょっとうらやましくもありました。そして、彼女の好かれる理由はなんなのか、むしろ私のどこが嫌われるのか悩んでしまいました。いまわかるのは、私が嫌われていたのではなく、単に彼女の方が皆にとって魅力的であっただけだったのだということなのでしょうが、こんなふうに些細なことにくよくよしていました。

友だちができない…都合のいいようにあしらわれていた

　小学校の高学年の頃、9～10歳頃ですが、海岸に住んでいる年下のいとこの男の子の家によく泊まりに行きました。近所の男の子同士が遊んでいる中に私も入ったのですが、集団遊びに慣れていなかった私は、いつも言われるままに遊んでいました。わりと最近になって気づいたのは、私は、彼らの都合のいいようにあしらわれていたのではないかということです。だって、サッカーでは常にゴールキーパー役で（そのときは無邪気に名誉なことだと思っていたのですが）、ほとんどいつも、よその家

の庭にころがっていったボールをとりに走っているだけだったから。

　あるとき、「魔術師フーディーニ遊びをしようぜ」ということになりました。前にもしたことがあると言われましたが、たぶんそれは嘘だったのでしょう。かくれんぼうの一種で、オニの私は洗濯ロープでポールにつながれ、目をつぶって100を数えてから脱出して皆を探すというのでした。目を開けると私はとても自分では脱出できないように縛られていました。大声で泣いていたら、ひとりの子のお姉ちゃんが聞きつけて、ロープを解いてくれました。それから皆を探しましたが、どこにもいませんでした。私がいつまでたっても来ないので、とっくに別の場所で遊んでいたのです。

　もっと悪かったのは、ガキ大将的存在の子から、近所のおばあさんが通るとき、「必ず名前を呼ぶんだよ」と言われたことです。私は素直に従ってその人が通るたびに大声で名前を呼びました。そしてそれが悪いことだと全く気づきませんでした。おばあさんは怒って叔母の家に抗議に来ました。叔母に連れられて謝りに行きましたが、おばあさんの顔をまともに見ることができず、またその後どうしてもその家の前を通ることができませんでした。いとこや、けしかけたガキ大将には文句は言えませんでした。あくまでも悪かったのは私なのだから。人の気持ちに鈍感だった自分自身に本当に腹が立ちました。

　学校では、いじめのターゲットになったということはありませんでした。しかし、友だちができず、悲しかったです。ひとりでいるよりはましだと思って、好きでもない子について歩いたときもありました。しかし、それはお互い様で、向こうもそうだったのかもしれません。中学1年生のときの"友だち"は、陰で私の悪口を言っていました。それは私をひどく傷つけました。そばに行くと黙るので、私のことを言われていることがわかりました。私はひどくみじめな気持ちになりました。おまけに彼女は、目立たないように私に意地悪をしました。ある日、定規や消しゴムが見当たらないので、「知らない？」と聞くと、「知らないわ」と顔をそむけ、そのちょっと後でふふっと鼻先で笑い、「ほうら」と、ひらひら振っ

て見せて返しました。「ひどいわね」と抗議したら、「なによ」と、私を爪で引っかきました。

　こんなふうに嫌なことばかり思い出すのは、よいことよりも悪いことばかりが強く記憶に焼き付いているのかもしれません。実際仲のよい友だちがいたこともあるのです。

　近所に１歳年上の幼なじみの友だちがいました。お互いの家に行き来してよく遊びました。ぬいぐるみを使って、好きなＴＶアニメのキャラクターになって遊んでいました。先生と生徒の学校ごっこ、美容師ごっこなどもしました。もう少し大きくなってからは、「刑事スタスキー＆ハッチ」をして遊びました。「犯罪ファイル」をつくり、近所の人たちや店で働く人たちなどの悪事を突き止めるのです。一緒に近所をまわって私たちが犯人に仕立てた人たちを探ってくすくす笑いあったりして、楽しかったです。

　中学校から大学まで、精神的にどうしようもなく落ち込むことがありました。友だちができないことがその原因にあったでしょう。どうしようもない気分に陥って、自分の身体を傷つけたこともありました。

　その頃の私の唯一の救いは、自分の部屋で音楽を聴くことでした。壁に貼ったポスターの歌手たちに夜な夜な自分の思いをぶつけました。でも、ポスターの皆が、悪いのは私だ、原因は私にあるのだと、私に向かって一斉に口答えをするように思えました。

　大学ではこんな経験もしました。学生たちは友だち同士共同で家やアパートを借りるのが一般的でした。でも、私はそういった友だちが見つからなかったので、２年生から寮で暮らしました。その頃友だちになった１年上の先輩が、「好きなときにいつでも来てね」とシェアしている家に招いてくれました。とても居心地がよく、私はフリーの時間はほとんどその家で過ごすようになりました。友だちもとくに気にしている様子もなく、寮には寝に帰るだけでした。ところが数週間後のある日、改まって彼女に言われました。「きのうハウスミーティングがあったんだけど、皆からあなたがここに入り浸っているのは困ると言われてしまったの。

もう少し回数を減らせないかしら」と。まったく、晴天のへきれきでした。なぜもっと早く言ってくれなかったのでしょう。私は歓迎されていないことにぜんぜん気づきませんでした。そもそも最初になぜ、いつでも来ていいと言ったのだろう。あんまりではないかと、怒りを感じました。でも、それより、私が他の人たちに迷惑をかけたこと、そして彼女が私のことでいやな思いをしたことに対して後悔し、いたたまれない気分になり、それからぱったり行くのをやめました。

友だちのしくみがわからない

　私にとって友だちをもつことはとても難しいです。大人になってから、「友だちとはどういった仕組みなのか」についてよく考えるようになりました。私にとって「友だち」は永遠のテーマであるといえます。私の定義は、友だちとは、「互いを信頼すること、関心事を分かち合うこと、自分にとって好ましい人であること」です。そして相手が悪い人でない限り、その人を丸ごと受け入れるべきだと考えています。

　しかし、私にとっては、相手が友だちであるかどうかを判断するのは難しいです。なぜなら自分の相手に対する気持ちはわかっても、相手の自分への気持ちがわからないからです。自分では友だちのつもりでいて、相手もそう思ってくれていると考えても、もしかしたら私の勘違いかもしれません。このことはいつも私を悩ませました。

　私にとって「友だち」は非常に大切な存在であり、それは特別な意味をもっています。それ以外の人間関係は一過性のものでしかありません。これまで知り合った人に私から連絡をとることはまずないし、それについて後悔したことはありません。実家の家族でさえ、私にはさほど重要な存在でないのです。もちろん彼らに何か悪いことが起きてほしくはないです。しかし今後会うことがなくてもいっこうにかまいません。いま何をしているのか気にならないし、元気かどうか私から尋ねることはありません。たまに実家の家族や親戚と会う機会もあるし、昔の知り合い出会うこともあります。そういったとき楽しかった場合、ほんの一瞬だ

けですが、また会えるといいなと感じることもあります。しかしすぐにその感情は消え去ってしまいます。

　職場や特定の活動で交友関係をもつことがあります。しかしそれは「友だち」ではないでしょう。気があったり、一緒にいて楽しかったりする。話し相手がいることや、笑いあったりできることは嬉しいことです。でも、その人たちとランチに行ったり、別の場所で会いたいとは全く思いません。同じ時間や場所や経験を共有しているからはじめて成り立つつき合いであり、職場が変わったり、関わっている活動が終わったら、もう関係がない人たちです。別の状況に行けば、また別の人たちと出会うでしょうから。

友だちに愛着をもつこと…それは恋愛感情と似ている

　私は友だちをつくるのが難しいのに加え、その友情を保ち続けることがなお大変です。その理由のひとつは、友だちに強い愛着、執着と言ってもいいかもしれませんが…をもってしまうことです。これまでに会った人の中に、表面的なかかわりではなく、自分の内面をさらけだしたいという衝動をもったり、無我夢中になるほどの強い感情をもつことがありました。それが「友情」というものなのだろうか、はっきりと自分ではわかりません。しかし私にとって、友情とは、いっときは夢中になるものであり、嬉しい感情が身体に満ちて幸せを感じるものです。私にはそう思えるのです。

　私が「友だち」とみなした人のことに戻りますが、自分の感情を相手に知らせることはできませんでした。なぜなら、私のこうした感情を知った相手から変に思われたことがあったからです。そのため友情が育つ前に尻込みしてしまい、そのことも友情が続かなかったひとつの理由だったのでしょう。

　もうひとつの問題は、相手が自分のことをどう思っているか自信がもてなかったことです。相手も私のことを「友だち」と思っているのか、その場合、どんな友だちと思っているのか、どれくらいの時間一緒にい

るのが適切だと思うのか。これをあえて確かめる勇気はありませんでした。なぜなら他の人たちはこうしたことには悩んでいないように思えるからです。しかも、悩まなくてもそれがわかって、自然に友だちでいられるようです。他の人は簡単にわかることが、私にはすんなり理解できないような気がします。

　友だちの仕組みがわからないながら、それに対する強いあこがれがありました。しかし、同時に頭を悩ませるものでもあります。ある友だちに対しての愛着が生じると、私は他のことがいっさい手につかなくなり、その人に会えない時間がとても淋しいのです。

　しかし、こんな私でも年齢とともに、友だちのしくみが遅ればせながらわかるようになってくると、必ずしもいつも一緒にいたり、毎日のように連絡を取り合うのが友だちではないのだという現実を受け入れなければならないとも思うようになりました。しかし、そのことが私の気持ちを苦しめます。ちなみに、他人にこのことを言ったことはありません。なぜならこんなふうに感じている自分を知られるのが恥ずかしいからです。その一方で人がどのように感じるかを誰も止めることはできないとも思います。そのためこの二律背反の葛藤に自己を制御できなくなってしまい、すごすごと自分から身を引いてしまうことがあります。だから友だちというのは、私にとって淋しい経験でもあるのです。

　こんなこともありました。私の大学時代、男友だちが進路を変更し、他の大学に移ったときのことです。恋人ではないですが、親友でした。私は彼と会えないのがたまらなく淋しく、引越し先の町に会いにいきました。しかし次にいつ会えるのか不確定で、見通しが立たないことが強い不安となりました。あまりひんぱんに連絡しないほうがいいのだろうか、留守電にメッセージを残して返事が来ないのは、私の言い方がわかりにくかったのだろうか、それともただ忘れたのだろうか、いやひょっとして忙しいのだろうか、手紙を出したほうがいいのだろうか、などと悩み、その不安とストレスは、もうこれ以上耐えられないというほどになり、私はもう会わないほうがいいと判断しました。その人を本当に好

きでも、友だちでいることは、私にとって難しすぎるのです。そんなとき友情が、他人にとっては不自然かもしれませんが、私にとっては自然な終わりを迎えるのです。

　私のこの感情を説明するのは本当に難しいですが、一番近いのは恋愛感情かもしれません。たとえば、あなたがある人を心から愛しているのに、去らなければならないという状況です。どんなにつらい気持ちで、どんなに淋しいか想像していただけるのではないでしょうか。友だちと恋人は親密さの種類が違うというかもしれません。しかし、その人に会えなくて淋しいという感情の強さは同じなのです。私は、一時期パートナーと別れることを自分から選択したことがあり、そのときの身を切られるようなつらさがわかっているので、この比較は妥当だということがわかります。このようにとことん思いつめて考えることが私自身のこだわりなのか、アスペルガーの人たち一般の特徴的なことなのか、わかりません。

「友情」は常に頭から離れない

　私が友だちと思っている人に対して、相手も私のことを友だちと思ってくれているのか、その場合、どのような友だちなのか、私のことをどう思っているのか、判断できれば理想的です。また、どれだけひんぱんに連絡を取り合いたいか、どのくらいの間隔で会うのが適切だと思うのか、こういったことを確認ができればすばらしいです。

　他の人々は複数の友だちをもっているようで、また相手が本当に友だちなのかどうか確認しなくても平気なようです。さらにいつ、どのくらいの頻度で会えばいいのかが本能的にわかるようです。しかも、こういったことを成り行きにまかせることができるようです。これらを自然にできるから、複数の友情を保つことができるのでしょう。

　他の人たちは皆友だちがいるようで、その友だちとしばらく連絡をとらなかったり、その人のことを考えないときがあっても、つながっていられるようです。彼らはそういったことを考えるスイッチを切って、仕事や、スポーツや、旅行や他の様々なことに集中できるようです。

私にとって「友情」は、常に私の頭の中から離れないものであり、ときどき他のことにいっさい集中できないほどの関心事となってしまいます。一時的にわきによけておくことはできます。しかし頭の中では、常にそのことがあり、ＴＶがついている状態のように、ボリュームを下げることはできますが、完全に消すことはできないのです。そのため、それはいつもバックに流れていて、他のことに集中することを妨げるのです。とりとめもなく考えると、落ち着いてはいられなくなります。本当の友だちになることは、私にとってそれくらい強い感情なのです。私にとって「友情」は、集中した方法でなければ成り立たないことを知っています。そのため１人かせいぜい２人しか友だちをもてません。

友だちが何人いるかなどどうでもいい
　私は自分が社交的な人間でないにもかかわらず、社交的な自分の姿を想像し、そうなりたいと思ったこともありました。また、たくさんの友だちをもつべきだと思ったこともあります。十代の頃は、指をパチンと鳴らせば、ある日突然すべての問題が解決されると思っていたこともありました。
　改めて考えると、他の人々に溶け込んだり、スムーズに会話したり、周囲の人にフレンドリーになることが私にとって大きなストレスであるにもかかわらず、自分がそうしなければならないことだと思っていました。あるいは自分を幸せにすることであると思い込んでいました。
　これまで私が非社交的な人間であることが、パートナーとのまさつを生じさせたこともありました。私は家に他人が来てほしくないのです。だって私が安全と感じる領域に他人に侵入されたくないから。とくに前もって十分な心の準備ができる前に客を連れてこられるときは、動揺します。
　一年前にＡＳがあるとわかり、自分の感じ方が他人と違うのはそれなりの理由があることがわかり、心底ほっとしました。そして、私の幸せにとっては、友だちが何人いるかなどどうでもいいのだと、やっと思え

るようになり、自分の気持ちに折り合いをつけられるようになりました。友だちをもつことに対してプレッシャーを感じなくなれたのです。私には、パートナーという親友が1人いて、家族がいて、そしてひとり親友がいます。これで私は充分満足であり、それ以上のことは必要なく、また、それがいま私にとっては精一杯対応できることなのです。

第7章
社交の世界と私

カムレシュ・パーンディヤ

ルーク・ベアドンから

　私たちは、自閉症スペクトラムの人は「心の理論」（他者の心の動きを類推したり、他者が自分とは違う信念をもっているということを理解したりする機能）に障害があると、確信をもって言われています。しかし、本章の著者カムレシュは、彼が支援する自閉症の人に対して明らかに思いやりを持ち、共感して接しています。彼に限らず、ASの人々をたくさん知れば知るほど、私は「心の理論」の障害が果たして事実なのだろうかと疑問をもつようになりました。ASは「心の理論」全般に障害があるのでしょうか。あるいは、それはNTに対してのときのみ顕著で、AS相互の人間関係においては、問題にならないのではないでしょうか等々。同様に、NTもASの視点を理解したり、自分の立場に置き換えて理解しようとする人は少ないので、彼らこそが「心の理論」に欠陥があるのではといえないでしょうか。私にとっていま指摘できることは、ASとNTでは神経学的に異なるため、相手の心の動きの解読が難しく、一方同じ神経学的グループ内では共感が広く見られるのではないかということです。

　私の名前はカムレシュ・パーンディヤ。現在28歳の英国レスターで生まれ育ったインド系英国人です。友だちは私をカムと呼びます。いま、「アクレド」という名前の組織で、地域のアパートなどで一人暮らしをしている自閉症スペクトラム障害（ASD）とダウン症の人に対して専門的な出張支援を提供するサポートワーカーとして働いています。以前も英国自閉症協会（NAS）で同様の仕事をしており、この分野で働きはじめて

4年ほどになります。

　最初この仕事をはじめたとき、上司や同僚は、私が利用者と自然に心を通じ合わせている様子を見て驚いたそうです。この現象は、後で判明したことですが、私自身も軽度の自閉症であるASがあり、共通点をたくさんもっていたからです。〔編者より：ASが軽度の自閉症であるというふうに言われることがありますが、私たちはこの意見には組しません。ASは複雑で、多くの人に深刻な影響を与え、決して「軽度」ではありません〕

背景

　2002年、妹のラクシャから、「お兄ちゃんは、お祖父ちゃんの面倒を見る天才ね」としみじみと感心されたことをよく覚えています。祖父は14年前に亡くなりましたが、生前、私はほとんど目の見えない祖父に付き添って散歩したり、医者に連れて行って薬を受け取るなど介護しました。私は家族の中で祖父の介護者の役目を負っていました。風呂で祖父の身体を洗い、ひげをそり、足の爪を切り、できるだけ気持ちよく生活ができるように、誠心誠意尽くしました。私たちは仲良しで、いろいろな話をしました。たとえば「よい人間」になるにはどうすればよいか、正しいことと悪いことは何か等々。祖父はよくヒンドゥー教の聖典の教えを話してくれました。ごくふつうの祖父と孫との関係でした。毎月私に小遣いをくれました（わずか50ペンスでしたが！）。時には「お駄賃だよ」と言ってミントキャンディーPoloを私の手に乗せてくれました。のちにこの経験が役に立ちました。

自閉症のサポートワーカーの職に就くまで

　いま思えば、私の人生が変わるきっかけとなったのは、5年前の妹と友だちの会話でした。

　私はジェットコースターが大好きです。私と妹とその親友の3人は、遊園地「オルトン・タワーズ」の、真っ暗闇の中を走る「ブラックホール」の列に並んでいました。私はいつものように、ぼーっとして空想の世界

に入り込んでいました。妹たちはいま私がしているような、ASD や AS の人をサポートする仕事をしており、自閉症、ASD、AS について話していました。私は、話題が自分に関することだったり、内容がよほど興味のあることでない限り、人の会話に注意を払うことはありません。妹たちは、「お兄ちゃんの行動って AS の人の行動と似てないかしら」「そういえば私もそう思うわ」「もしかしたら AS とのボーダーラインかもしれないように思うの」というようなことを言いました。そのとき私は AS のことを何も知らないながらも、なぜそんなことを言われるのかちょっと不思議に思いました。確かに私は、子どもの頃から学校では先生や仲間たちや、用務員さんからさえも、ちょっと変わった子だと受け止められていました。ただしこのことがとくに大きな問題になるということもなく、目が離せない子だという程度の認識だったのではないでしょうか。

　それから 1 年ほどして、「自閉症の成人のサポートワーカーの仕事に空きがあるのよ。応募してみない？」と妹が聞きました。遊園地の会話以来、私の特徴を生かした仕事ができないだろうかと考えてくれていたのです。そのとき私は 23 歳。いろいろな仕事を経験していました。工場での単純労働、露天の店員、スーパーやレジャーセンターでの清掃。決してやりがいがあるとはいえない仕事ばかりでした。サポートワーカーの仕事は、祖父の面倒を見てきた自分にとって、能力を生かせて、同時に人に喜ばれるよい仕事のように思えました。一方、私はそうしたスキルを自己流に身につけただけで、系統的に学んだことはないので、職業とするのは難しいだろうとも思いました。しかしさらに考えてみると、ちょっと変な言い方ですが、「そうか、ひとり一人をお祖父ちゃんだと思えばいいんだ」、それなら自分にもできるかもしれない、と思い直しました。そして応募することを決めました。

　最初に妹は履歴書を書く手助けをしてくれました。これまでの履歴書のコピーをとって、表現に赤を入れてくれたり、スペルを間違えないように注意を払って黒インクでひとつひとつ注意深く丁寧に清書するようにとアドバイスしてくれました。われながらなかなか立派な履歴書が完

成し、送ることができました。

　その後は、妹の特訓が始まりました。まずは、自閉症とは何かという講義。社会性・コミュニケーション・想像力の「三つ組の障害」について、詳しく説明してくれました。正直言って私にはちんぷんかんぷん。でも妹は、「これはお兄ちゃんにとってすごいチャンスなのよ。がんばってよく私の話を聞いて」と真剣な顔で言いました。妹はいつも適切なアドバイスをしてくれます。母は日頃から私に、「妹のいうことをよく聞くのよ。そうすれば何事も間違いがないから」と言ってます。

　妹は、私はいつも面接までこぎつけても、最後に落ちてしまうことを知っているので、面接官の役をしてくれて、何度も何度も練習しました。コツは、相手の目を見ながら、質問に対してはっきりと答えること。私は視線を合わせるのが非常に苦手で、人の話を聞いていても、視線を合わせないので、別のことを考えているのではないかと思われてしまいます。しかし人の２倍努力すればなんとかなると思って、集中しました。妹は、「練習したことをちゃんと思い出せば、本番でもぜったいうまくいくわよ」と励ましてくれました。

　履歴書を送ってから１週間ほど後に、面接の通知が届き第一関門をクリア。妹はさらに２晩、面接官の役となり、想定問答を繰り返しました。

　当日私は、真新しい白いワイシャツにネクタイ、黒い背広姿で、ぴかぴかに磨いた靴をはき、資格の証明書を入れたファイルを鞄に入れました。父からは、「まるでＴＶのアナウンサーのようだぞ。面接では見かけがなにより大事だからな」と励まされ、家族皆に見送られて出かけました。

　面接官は２人、私はじっと目を見て答えるようにしました。妹と練習したこととまったく同じ質問をされたので、私の得意としている暗記力を生かしてすらすら答えられました。まるで妹に話しているような気になり、緊張しませんでした。最もたいへんだったのは視線を合わせることでした。どうしてもこの仕事をしたいと思って、努力しました。面接官はうなずいていたので、よい手応えを感じました。

　そして２週間後、晴れて採用の通知が届きました。私は飛び上がりた

いほどの気分でした。まるで映画「ショーシャンクの空に」でティム・ロビンス扮するアンディが、脱獄に成功したときのような気分。これでやっと自分に合わない仕事から解放される。もうスーパーの床にモップをかけたり、トイレの汚れをこすったりしなくていいのだ。私の得意なスキルが生かせるのだと、晴れ晴れとした気持ちになったのです。

仕事をはじめた、いろいろあった日々

　自閉症の施設で、先輩たちについて実際の仕事を覚える研修がはじまりました。組織で働くときは、最初によい印象を与えることが肝心。よい印象をもった人に対して、人は助けたくなるものです。せいいっぱい礼儀正しく、フレンドリーにふるまいました。しかし、私にとってわからないことだらけでした。何を求められているのか、詳しく説明してくれる人はいませんでした。同時に、私は彼らから不審な目で見られていることも分かりました。2人だけ親切なスタッフがいましたが、他からは無視されたり笑われたりで、それがなぜか理解できませんでした。

　この組織で働きはじめて最初の1年は混乱の日々が続きました。スタッフの雑談は私にとって全く興味のないことでした。また彼らにとって私はいてもいなくてもいい存在であり、いくら私が彼らと友だちになりたくても、なれないことが分かりました。しかし私のどこを直せばいいのか、さっぱり分からず、孤独で、つらい日々でした。

　その間私にとって利用者との関わりだけが救いでした。とにかく一生懸命働くことに集中しました。彼らは全くしゃべらなかったり、会話があってもほとんど成り立ちませんでした。私は彼らについてよく知り、彼らにも私のことを知ってもらいたいと思いました。彼らは突然ジャンプしたり、げらげら笑ったり、私の手を握ったり、泣き出したりします。しかし私たちは互いを知るうちに、打ち解けあい、心が通じ合い、心地よい関係になりました。彼らは他人を評価したり、差別したり、批判したりしないで、ごく自然に接するので、私もよけいな気をつかう必要がないのです。彼らが私に求めるのは、安心できる環境で、よい時間を共

に過ごすことです。一緒にお茶を飲んだり、ランチを食べたり、ボールで遊んだり、互いを真似したり、耳にふっと息を吹きかけて遊んだり、TVを観て一緒に笑ったり、音楽を聴いたり、あるいはただ微笑んだりしました。

　その後この施設だけでなく、いろいろな自閉症の利用者を支援してきてわかったことは、子どもの頃や現在の私との共通点がたくさんあることでした。たとえば次のようなことです。

- パニックになる
- 見通しがつかないことに過剰に不安を感じる
- 安心するためには、たくさんの励ましとサポートが必要である
- じっと待つことができない
- 感情が昂揚したり、落ち込んだりする
- 一人になれる時間が必要である
- 同じ動作を繰り返す
- 人の真似をする
- いろいろな考えが頭に浮かび集中できない
- 独り言をいう
- 日によって昂揚感や疲労感がおとずれる
- よく眠れない
- 他者とうまく関われない

　その施設で3年働きました。私は結局、他の職員とはよい関係にはなれませんでした。その一方で、私と利用者とがよい関係になるにつれ、皆から一目置かれるようになりました。他のスタッフは利用者から暴力を振るわれたり、噛まれたりしたこともありました。とくに女性は、髪をひっぱられたり、便を顔に投げつけられた人もいました。しかし私に対しては、誰もそういった行動をとらなかったのです。

診断まで

　話は前後しますが、この施設で働いて2年ほど過ぎた頃、私と利用者の行動が似ていることがうわさになりました。女性スタッフの中には、私が利用者と関わるために真似をしているのではないかと言う人もいました。私は管理職と何人かの仲間から、私にはASがあるのではないか、診断を受けたほうがよいのではとアドバイスされました。

　ちょうどその頃、家族も、やはり私が診断を受けるべきではないかと思い始めていました。私は職場でストレスを感じた日は、自分を安心させるために、繰り返し何度も同じことを言ったり、部屋や風呂やトイレで大声で、自分で質問して自分で答えたりしました。感情や感覚の洪水に圧倒され、自分の部屋に閉じこもりました。自分の考え方が他の人と違うのがなぜか分からず、アドバイスしてくれる人もおらず、取り残されたような孤独な気持ちになりました。眠れないときは夜中の2時頃に長い散歩に出かけました。

　こうしたさまざまな行動があって、妹から「お兄ちゃんにはASDがあるように思うのよ。一度診断のための評価(アセスメント)を受けることを考えてみてくれない？」と言われました。私は妹に絶大の信頼を抱いています。そして職場からも家族からも同じ指摘をされるということは、そこに真実があるのではないかと考えました。熟慮した上で、医者に行くことを決めました。

　最初に、妹と一緒に家庭医（GP）を訪ねました。それはとても居心地の悪い経験でした。私は医者に自分の問題をうまく説明することができませんでした。その上、その医者は自閉症について何の知識をもっていませんでした。彼は「どうすべきか分からない」と言ったのです。私たちはいらだちました。しかし幸運なことに、私と妹は、地域のメンタルヘルス部門の教授の名前を知っていました。そのGP経由で、教授に診断とアセスメントの紹介をしてもらうことができました。

　1ヵ月後A4サイズの茶封筒が届きました。同封されていたのは、両親が私の子どもの頃から大人になるまでの生育歴を記入する質問紙でした。

それを提出後、2週間ほどして教授と約束がとれ、両親と妹と一緒に行きました。
　教授は感じのよい人でした。私にいろいろな質問をしました。私は極度の緊張状態、しかしせいいっぱい答えました。そのひとつは、「これまでどんな問題がありましたか？　具体的な例を出してください」というもの。私が思いついたのは、「他人の意図がわからない」ことに関してで、すぐに2つ例を出しました。1つめは、私が毎日通うジムで少し前に起きた出来事です。背の高いブロンドの女性が寄ってきて、私に「誰かお見えになるの？」（Are you seeing anyone?）と話しかけました。私は目が見えないと思われたのかとびっくりしました。動揺を隠し、「私は目が見えますよ。ちゃんとあなたが見えてますよ」と感じよく説明しました。そして、眼球の虹彩、瞳孔、結膜、視神経の機能について説明してあげました。すると彼女は怒り出し、すごい勢いでジムを出て行ってしまいました。私はあっけにとられ、「なんて失礼な人だろう。せっかく親切に説明してあげたのに」と腹が立ちました。すぐに顔なじみのインストラクターが私のところに来て、何があったのか尋ねました。私は会話を再現して説明しました。するとインストラクターは突然、涙を流し身をよじって笑い転げました。私はいったい何がそんなにおかしいのか不思議でした。彼は「あなたって、本当に面白い人だなあ。あんな美人に声をかけられたのに、ちゃんとあなたが見えてますよはないですよ」。そして後でジムに人が少なくなったときに私にこう言いました。「あなたは魅力的だから、つき合いたいと、誘ったんですよ」。「じゃあ最初からそういってくれればよかったのに」と言うと、「そういう場合、相手の気持ちを察するものですよ」と教えてくれました。
　私が教授に告げたもう1つの例は、同僚との会話でした。「先週2ポンド落としたのよ」（I lost two pounds last week）と言うので、「最後に見たのはどこだったの？　財布に入っていたの？」と聞くと、彼女は一瞬ぽかんとしてから、すぐに、「体重を2ポンド落としたのよ」と怒ったように言いました。私はてっきり女王の肖像の刻印された2ポンド硬貨を

想像しました。後で考えると文脈からして、彼女がわざわざ2ポンド硬貨を落としたことを私に言うはずもないと気づきました。相手のいわんとする意味を瞬間的に理解できないことがよくあるのです。

1時間ほど話した後、教授は私に「ASって何か知ってますか？」と聞きました。私は自閉症の人の施設で働いているけれど、ASについてはほとんど知らないと答えました。

ASの診断を受け入れるまで

最終的に私はASと診断されました。考えてみると、この診断に結びついたのは私がたまたま自閉症の施設で働いていたからで、そうでなければ一生わからなかった可能性があります。それを考えると私は幸運だったと思います。

一方、私にとって診断を受け入れるのは簡単ではありませんでした。とくにこれまでメインストリームの生活以外知らなかった私にとって、診断されて、いままで知らなかった自分の新しいアイデンティティを受け入れるのは困難でした。実際、それを完全に受け入れるまで2年かかりました。それには家族の助けと、後で述べるようにASの仲間の存在が大きかったです。

ちなみに私がASと診断されたからといって、地元の自閉症の支援グループに参加するつもりは全くありませんでした。なぜならそこに参加している人たちは、私がサポートワーカーとして支援しているような人たちで、私と共通点はあるにしても、さまざまな点でかけ離れていたからです。私は仕事ができて、自立した生活ができて、女性とつき合うことができるからです。

自分と似たASの仲間と会いたいと強く思いました。しかし、私が住むレスター市ではそういった人はいないことが問題でした。ネットでいろいろ調べているうちに、「Aspies for Freedom」というサイトを見つけました。しかし、これは国際的なサイトであり、私のように実際にASの人に出会いたいという目的には適合しないことがわかりました。

さらに調べていくうちに、「アスピー村」(詳しくは第8章を参照してください)のサイトに出会いました。ここの会員の大半は、イングランド・ウェールズ・スコットランド・北アイルランドに住んでいる人たちです。私は診断されたばかりの者として、早速自己紹介しました。このサイトのよいところは、たくさんのASの人々が参加していることです。社会性やコミュニケーションの特徴もいろいろです。オンラインで交流しながら、自分と似たような人を探しました。私は社交的で、自分の考えをはっきりと人に伝え、相手の言うことがわからなければわかるまで質問するといった、積極的な性格です。「アスピー村」で自分と合う人を見つけるまでに約1年かかりました。いまはオフ会に参加し、日帰り旅行をしたり、喫茶店や静かなバーで会って話したり、博物館に出かけたりしています。仲間たちで私と似た経験をしている人も多く、それがわかってからは、ずいぶんと気が楽になりました。
　ASは神経学的障害であるので、外からはわかりにくい、隠れた障害です。私たちASの感じ方は、NTの人たちのそれと異なっています。アスピー村で知り合った人たちとの話し合いも参考にして、私が経験した社会との関わりを次ページの図にまとめました。

一族のならわしに戸惑い
　このことを正直に書くのはためらわれますが、避けることはできません。私の属するヒンドゥーのならわしでは、長男の私が果たすべき役割がいろいろあります。その1つが、親戚などの来客の接待です。私はこれに全く興味がなく、わずらわしいだけです。退屈で、あくびをかみ殺すのに苦労します。たとえば話の内容が科学のことなら会話に参加することができても、ほとんどの場合全く関心がありません。どう反応してよいか全くわからず、言うべきことも思いつかず、時間をやり過ごすのに苦労します。私はよく別のことを想像することにしています。たとえば相手の顔から象の鼻が伸びてきて、いろいろなものをさわるといった姿です。非常に太ったおばさんが民族衣装サリーを着て母のところにき

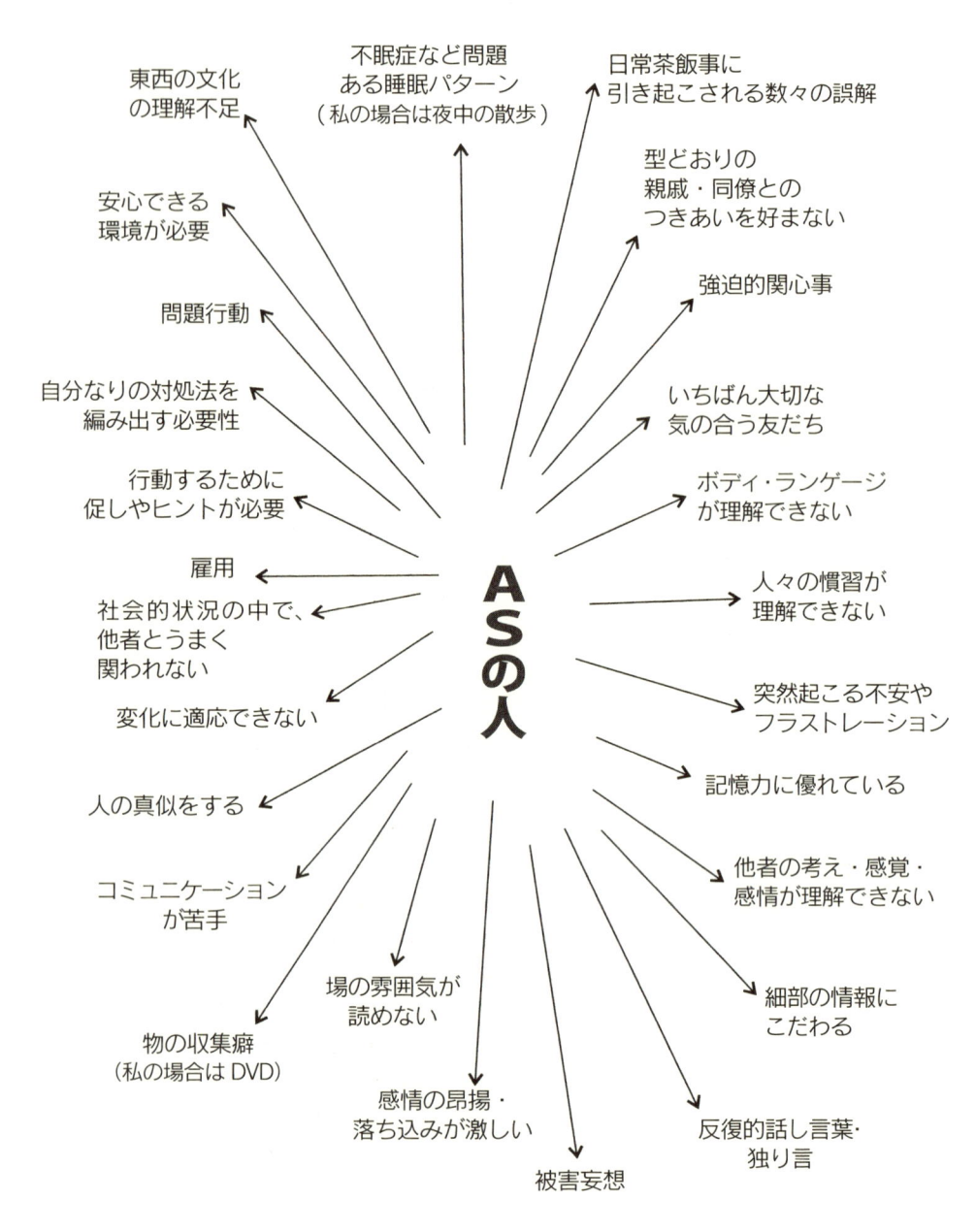

```
                  不眠症など問題        日常茶飯事に
  東西の文化      ある睡眠パターン    引き起こされる数々の誤解
  の理解不足      (私の場合は夜中の散歩)
                                          型どおりの
    安心できる                              親戚・同僚との
    環境が必要                              つきあいを好まない

      問題行動                              強迫的関心事

    自分なりの対処法を                    いちばん大切な
    編み出す必要性                        気の合う友だち

      行動するために                        ボディ・ランゲージ
      促しやヒントが必要                    が理解できない

        雇用                                人々の慣習が
        社会的状況の中で、    ASの人        理解できない
        他者とうまく
        関われない                          突然起こる不安や
                                            フラストレーション
        変化に適応できない
                                            記憶力に優れている
      人の真似をする
                                            他者の考え・感覚・
      コミュニケーション                    感情が理解できない
      が苦手
                                            細部の情報に
                                            こだわる
    物の収集癖
    (私の場合はDVD)      場の雰囲気が
                          読めない          反復的話し言葉・
                                            独り言
                    感情の昂揚・
                    落ち込みが激しい
                              被害妄想
```

図1　ASの人間関係における特徴や課題

たときは、私は大きなボールが椅子に座っていることを想像して、何とかその場をしのぎました。こういった機会からはできる限り逃れるようにしています。

母は私に、もっと家族や親戚とフレンドリーな時間を過ごしたり、もっと礼儀正しくふるまうべきだといつも文句を言います。しかし、私の論理からすれば、相手が、私の好きなビリヤード、コンピュータ、博物館、プレイステーション、ジムについて話すのでなければ、彼らに興味がないのです。

ガールフレンド

はじめてガールフレンドができたのは、ASの診断を受ける前でした。彼女は、私の行動を「ユニークで素敵」と言ってくれて、私はその言い方がけっこう気に入っていました。女性とつき合うことは簡単ではありません。気が向かなくても電話をしたり、相手を理解する努力をしたり、優しくしたりしなければなりません。彼女とは4年半つき合いました。

2番目につき合った女性はもっと自立していました。最初の彼女ほどひんぱんに電話してきたり、メールを送ってきたりしなかったので、その違いに戸惑いました。変な言い方ですが、私は女性は皆同じではないかと思っていたので、この2人が全く違うので、混乱しました。自分の頭の中でよく2人を比較しました。このことが彼女に知れて別れるきっかけとなりましたが…。

この2人の女性とつき合ってだんだんわかってきたことは、当たり前ですが、女性はクローン人間のようではなく、指紋やDNAが違うようにまったく異なっているということです。人とつき合うということは、お互いが何が好きで何が嫌いかを知ることであり、また自分と相性がよいかどうかを知ることで、私にとっては人間を学ぶプロセスなのです。

職場の仲間とのつきあい

　たまに職場の仲間から飲み会などに誘われることがあります。そんなときは皆が会話に加わることが期待されているようです。しかし親戚の場合と同様、私にとって興味がない話題がほとんどであり、時間をつぶすのに苦労します。そのときの私の対処法は、自分の世界に引きこもり、たとえば蜘蛛とかさそりとか、人が一般に嫌いな昆虫や動物を想像します。そしてときにはそれを紙ナプキンなどにペンで描いたりすることもあります。私の手元を覗き込んで面白がる人もいたり、またそれは異常な行動だと怒るような人もいます。しかし私にとって、できないことからは逃げることが必要で、これが時間をつぶす絶好の手段となっているのです。

第8章
アスピー村
オンライン交流フォーラム

ディーン・ウォートン

ルーク・ベアドンから
　アスピー村は素晴らしい発想です。ディーンの文章にはアスピーたちへのやさしさ、歓迎の気持ち、支援したいという思いがにじみ出ています。進歩し続ける技術によって（これには多くのASが感謝しなくてはなりません）、この考えはやがてビジュアルを伴った完全なバーチャルリアリティに広がるかもしれません。これはASたちを支援するよい方法になるでしょう。安全に、神経的な負荷もなく、びくびくすることもなく、「現実」世界での経験を広げることができ、自分のスキルを実際に使って高めていけます。アスピー村のもうひとつの素晴らしい点はディーンたちがサイトを立ち上げる際に形にした心遣いとひたむきさと思慮深さです。おかげで、このサイトでは新しいメンバーはとても歓迎され、できるだけ多くの人のニーズが考慮されるようになっています。言いかえれば、ここはよく発達した「アスピーの心の理論」がどんなものか説明しています。もし私がASなら、まずこの村に立ち寄るでしょう。

10代

　10代をとおして、私にはいつも友人がいましたが、最初は親しくてもいつかうまくいかなくなることのくり返しでした。10代前半、友人たちは出かけるのが好きでしたが、私はいつも家でした。10代の後半になってやっと本当に人と交わるようになりました。私はグループに入りましたが、それはNTたちのグループで、NTたちとつき合うとはどういうこ

となのか身にしみてわかりました。毎晩そして週末、一緒に過ごすのです。毎晩パブに行き、私はしたくもないことにつきあいました。面白いこともありましたが、大きな不安に苦しめられました。自分らしく出来ないし、ひとりになることさえできませんでした。ひとりだけ当時から続いている友人がいますが、彼は私と過ごして、グループ内ではASのために表に出てこなかった私のいい面に気がついてくれました。

大学

大学に入って、やっとひとりになれました。しかし困ったことに、居心地の悪かった友だちグループから離れてみると今度はそれが懐かしくなったのです。コースの初めに友人ができ、順調のように思えましたが、2, 3ヵ月すると私は努力したにもかかわらず嫌われてしまうようでした。少しさびしい気がしました。両親と一緒に暮らしていたら、気に病むこともなかったでしょうが、その時私は寮暮らしで、他の住人には皆それぞれの生活があったので、何かの折にパブに誘ってもらえるととてもうれしかったです。大学2年目の友だちづきあいはほとんど皆無でした。私はアルバイトをし、これによって友情が生まれることはなくても、アルバイト仲間との接触がある程度その穴埋めをしてくれました。講義を14時間取らなくてはならなかったので忙しく、友人とのつきあいがなくても問題はありませんでした。

3年目、私は1年間留学しました。クラスに友人はいませんでしたが、クラスの外、特に宿舎ではフランス人やイギリス人、アイルランド人と仲良くなりました。人生で一番楽しい時間を過ごしました。その中の何人かが翌年、私の大学に来たので大学4年目の人づきあいはいくらかよくなりました。残念ながらその時の友人で今もつき合っている人はいません。友人になってもいつかは去っていきます。大学を出てから、学校時代の友人に偶然会って、また親しくしています。どちらも変わった環境で暮らしているので頻繁に会うことはありませんが。

アスペルガー社会に入る

　2000年1月、ミレニアム最初の月と思われがちな月（実際のミレニアム最初は2001年1月です）に、問題を抱えていた私に母がASのことを教えてくれました。その後、親戚の人が地元のAS支援グループを紹介してくれたので行ってみると、成人のASがいないので（あるいは、そこに入会したいと思っている成人がいないので）がっかりしました。運営の人に、成人のASに会いたいというと、彼はいくつかのウェブサイトのアドレスを教えてくれました。私はペンパルのサイトに入り、アスピーたちにメールを書き始めました。

　世界中にいるASにメールを書いたり、インスタントメッセージを使ってチャットルームでおしゃべりしたりすることは素晴らしい経験でした。同じ体験をもっていたのですぐにお互いを受け入れることができました。ニューヨークに住むASが開いた掲示板とチャットルームに私は参加しました。ここを通じてさまざまなASと知り合いました。その中のひとりが、イギリスのアスピー向けに同じようなものを立ち上げたいと考えていて、私に声をかけてきました。しかし、その人は「ASたちが実際に会ってほかのASたちがどんなふうに暮らしているかわかるようにしたい、現実の友だちになれる場にしたい」と考えていて、私の考えとは大きく違いました。

私の作ったサイト

　結果的に私は自分の考えに基づいて自分のサイトを作りました。ASの人でいっぱいの村のようなものを目指しました。社会的に孤立した人が何かに属していると感じられるにはどんな方法がいいだろうと考えたからです。

　アスピーのサイトの中には、この世界の多数派であるNTと変わらないほどつきあい上手と見受けられる人が多く集まるサイトもあります。ASの人の多くはそんなサイトを敬遠したくなります。私の作ったサイトは違います。会員同士が角を突き合わせているような場所を好む人からの不平は避けられませんが、全体としては、人々が支援されていると感じ

られる村の雰囲気は受け入れられています。このサイトの柱は余計な世話を焼かないということです。このサイトを運営する私やほかのメンバーはASで、この社会では多くのことに苦しんでいますが、自分たちの経験を生かして人がどんな気持ちでいるか知ろうとしています。ですからめったにサイトから追放される人はいません。

　現在このサイトには約200人のメンバーがいて、まだ増え続けていますが、村のような友好的な雰囲気は維持できています。ときには個性の強い人が不協和音を出すこともありますが、暖かく居心地のいい環境を作りたいという方針のためにほとんどのメンバーは静かにしています。気難しい考え方をする、程度もさまざまなアスピーが200人集まればまったく収拾がつかないだろうと思われるでしょうが、全体としては驚くほど落ち着いていて、深い友情も生まれています。

　初めの頃は、自分の空き時間の多くを使って、いろいろな人の訴えを聞き、支援したり、もっと自分に対して肯定的な見方をするように助言したり、もう少し自信をもつようにと話したりしました。私の答えで誰かの生活が好転し、その後まったく問題なしといえるか自信はありませんが、少なくとも私のアドバイスでその時の状況を改善できた人はいると思います。今はとても多くの人がこのグループに参加しているので、いつも私が訴えを聞いて支援する必要はもうありません。だれが何をサイトに投稿しようとも、何人がいつも待機していてその日のうちに返事を書いてくれます。これによって今までよりずっとメンバーがまとまりやすくなり、真のコミュニティという感じで、「村」という旗を掲げるのがぴったりになりました。

　メンバーが200人を超えるとグループの様態が変わっていくのは避けられません。200人未満の村では、村の生活に参加する人は他のメンバーの多くと知り合いで親しみと安心感があるでしょう。しかし、そこにさらに100人ないし200人が越してくると混雑していると感じ始めるのは当然です。これが困った事態に発展しないよう私たちは対策をとっています。現実世界にある拡大する村から類推してみました。特定の村を参

考にしたわけではありません。もしパブや教会、村役場、郵便局、商店があれば、村はそこを中心に広がっていくでしょう。村の拡大にともなって、これらの施設周辺は少し混雑してくるでしょう。

　私のサイトの場合、混雑した部分は残りましたが、メンバーが希望すれば雑踏から逃れられる場所を新たに作りました。ここは村はずれの草地にたとえてもいいかもしれません。最初ここに「秘密の花園」と名付けましたが、定期的に訪れるメンバーの中には、ここがサイトの中心だと言われるとグループの分断をうむのではないかと心配する声がありました。そのため、この静かな場所の名前は排他的な響きのないものに変えられ、会員期間少なくとも一週間以上のメンバーは、「加入から三ヵ月以内に一度、その後は一年に一度の間隔で何かを投稿すること」という簡単な条件で、静かな場所に入れることにしました。そこを購読者数のとても少ないフォーラムのままで維持するには妥当な折り合いのつけ方だったと思います。この方法では静かな場所に入るのを100人以上の人がしばらく待つことになりますが、もし私のサイトが何百人という会員を抱える国際的なサイトと同じくらいの会員数になったら、徐々に隠れたフォーラムを増やしていけばいいでしょう。定期的に投稿している人の中には追加の会員登録が必要なフォーラムをあまりに多く作ることには反対という意見が少数ながらあることが分かりました。また、会員になりたいと思ったときに特別の参加申し込みが必要だというのはアスピーにとって紛らわしいしストレスになるという意見もありました。その人たちの意見を聞き、隠れたフォーラムはゆっくりしたペースで増やしてしていくことで折り合いました。しかしながら会員が増えると特定の趣味や興味を対象とする購読のみのフォーラムを作る必要があるかもしれないと感じています。

架空のシナリオ

　37歳のアダムは9時から5時まで仕事をし、同僚とはあまりつき合いません。そのほかのつき合いもありません。一人暮らしで、パートナーも子どももいないので孤独です。2008年のクリスマス、衛星テレビも見あきてインターネットをしようと思います。「孤独」「不安」「人と違う」のような語を打ち込むと私のサイトが見つかります。メッセージを読むと共感するところがあります。アダムと同じような体験をした人がいて、アダムは自分もこのアスペルガー症候群かもしれないと思います。さらに読み進めてアダムは自分もそうに違いないと自己診断します。サイトに入り、会員紹介やお知らせを読んで、自分も紹介を書くのが礼儀だろうと考えます。途中まで書いて、スクリーンの端を見るとこのサイトには627人のメンバーがいると気がつきます。626人の他人がアダム自身の問題を読めると思うと恐ろしくなって送るのをやめてします。

　彼はサイトを拾い読みして、どこかにそれほど多くの人に読まれずに自分の重荷を下ろせるところはないか探します。すると、そのサイトにはチャットルームがあり、ほんの数人しかいないので、入っていきます。「こんにちは」と挨拶を交わします。他の人たちはアダムに親切ですが、チャットのペースについて行くのが難しく、飛び交う冗談にもついていけません。アダムは言葉をそのまま受け取り、ユーモアのセンスもそれほどありません。チャットルームは居心地が悪いので退室し、二度と入りません。

　それからアダムはもう少しメッセージを読んで、コレクションのフォーラムがあるのを見つけます。アダムは切手のコレクションをしているので、そのフォーラムを読んでいくと切手についての投稿を見つけます。とても珍しい切手を持っている会員がいて、その切手があればアダムのコレクションがそろうので、2枚持っている切手と交換したいと思います。最初アダムは返事を書くに慎重ですが、とてもほしくなります。しばらく先延ばしにしますが、コレクションのフォーラムには会員が58人しかいないことが分かり、これならなんとかなるとロジャー659のメッセー

ジに返事を書きます。ロジャーはアダムを歓迎し、アダムにいくつか質問します。アダムがいやいやながら応えると今度はピーターが返事をくれます。どうやらピーターにはアダムの近くに住む友だちがいるようです。ロジャーとアダム、ピーターの３人は個人的なメッセージを送り合い、ロンドンで落ち合って展示会に行くことにします。そして、そのあとパブに行こうという話になります。一緒にパブに行く人がいなかったのでアダムには５年ぶりのパブです。ロジャー、ピーターと過ごすパブは居心地良く、その日あまり話さなかったアダムが切手集めの大好きなことを話し始めます。アダムは二人と親友になり、お互いに行き来するようになります。ロジャーとピーターといるときはとてもリラックスできたので、やがて切手のことをいきいきと話すようになります。ときにはアスペルガー症候群で困っていることも話します。ロジャーとピーターも自分たちの困っていることを打ち明けます。アダムは自分が診断を受けていないことをなかなか言い出せませんでしたが、ある日、ロジャーも診断を受けに行ったことがないとわかります。すると、ピーターは二人に自分が診断を受けた医者の名前を教え、とてもいい医者で、費用は安いし、予約を取るのにひと月しかかからなかったと伝えます。

メンバー中心のサイト

　私のサイトはメンバーの意向をとても大切にしています。全員を満足させることは不可能かもしれませんが、できるだけ多くのメンバーの必要を満たすように心がけて運営しています。疎外感をもつ人が減るように最初の計画に変更を加えながらも、より静かなフォーラムを確保するという考えを捨ててはいません。静かなフォーラムを求めるメンバーは、その思いを表明することが少ないからです。そのフォーラムで投稿する人が５人しかいなくても、その５人が誰かとつながり、投稿の恩恵を感じているので、そのフォーラムには意味があります。300 人、400 人の前で投稿するのは気が進まない人は小人数のフォーラムでないと投稿しませんから。

村での役割

　自分もこのサイトの一員だと思ってもらうために、希望するメンバーは村での役割をもてるようにしています。これは文字どおりその役目を果たさなくてはならないということではありません。架空の話です。このサイトは本物の村ではなく架空のものですから、グリーン村のサブグループの役割欄に記入して初めて活動が始まります。調整するのは村会議員たちで、彼らは順番に村長になります。村会議員のひとりはパブの主人で、自分の店とテレビ修理屋の間にトンネルがあります。このサイトには独自のテレビ局があり、見たいところが見られます。3つの鉄道駅の様子やバス路線、環状モノレールの様子さえ見られます。サイトメンバーが店を開き、年配の人も加わっています。この架空の村があることでサイトに参加する人たちの問題が一掃されるわけではありませんが、一日のうち少しの間でもこの変わった村にやってくることで笑顔になれます。自分に似た人がたくさんいて、実在の人間と交流することで、村の存在や自分の役割が本物らしく見えてくるから面白いのです。

チャットルーム

　メンバーの中には個人的にメッセージを交換することをあまり好まない人がいると、チャットルーム機能が活きてきます。私も運営担当者も忙しい生活をしているので、あらかじめテーマを決めたチャットをいつも用意できるわけではありません。そのため、チャットルームは24時間開いていて、サイトに入ると誰かチャットルームにいるかわかるようになっています。どの時間帯でもログオンしている人は十分いて、そこに他のメンバーつまり「村人」が集まってきます。10人以上が同時にチャットルームにいることはまれです。一度に4，5人というのがふつうで、それでうまくいきます。そのときチャットルームにいる人であれば、特定のメンバーに「ささやく」ということもできます。ですからチャットルームはメールアドレスの交換によって、ほかのアスピーと知り合いになれる素晴らしい手段です。チャットルームで打ち込んだことをほんの数人

の人に見られるかもしれませんが、それで友人が見つかります。初めての人がチャットルームに入ってきても、ほとんどの人は歓迎します。

　チャットルームで新しいメンバーに会うと、私はあれこれ質問したりせず、まず歓迎の意を表します。掲示板でほかのメンバーと交流したり、実際に会ったりしながらコミュニティに誘おうとします。交流が多すぎても居心地が悪いし、困らせると二度と帰ってきませんから。ときおりメンバーの誕生日を祝ってチャットを計画することがありますが、まるで一緒にパーティに行くようにメンバーが現れます。村のパブにいるようなつもりで、架空のアスピービールを飲みます。アームチェアに座ったまま、二日酔いにもならずパブで一杯やれるなんてすばらしいじゃありませんか。そんな「ふり」の嫌いなメンバーがチャットルームに現れたら、そこでパーティの真似事は終りです。だれにもくつろいでもらいたいし、何度でも帰ってきてもらいたいですから。

オフ会
　私たちは定期的にオフ会を開いたり、メンバーたちはそれぞれの地元で小さな集まりをもったりしています。オフ会を開く理由は AS がほかの AS と会ってふつうにもてなされる機会を作ることです。メンバーはただ姿を見せて、好きなだけ多くあるいは少なくその機会を利用すればいいのです。だれかを連れてくるにしてもひとりだけにするようお願いしています。アスピーはあまり多人数になるのを嫌う人がいますから。しかし、自分ひとりでは出席できない人がいるので、ひとりだけなら連れてきてもいいことにしているのです。子どもを連れてきても大丈夫です。最初に子ども連れ希望の人がいたときは、他の出席者に事前に、子ども連れの人がいてもよいか聞きました。オフ会ではだれもが気分よく過ごしてほしいからです。いつでもすべての参加者を満足させることができるわけでありませんが、全員の希望を考慮して、少し調整をすれば楽しい日にすることができます。子ども連れには誰もが OK しました。

　オフ会を開く前はいつも、みんなの希望を考えて計画を立てます。他

の参加者が気のつかないほど些細なことがいつもあります。たとえば、ほんの少しの例外はありますが、会うのはいつも鉄道の駅にしています。開始時間はふつう正午にし、それで都合の悪い人にはその旨を伝えてくれるように頼みます。こうすればやむを得ない場合を除いて12時を大きく過ぎることはありません。12時よりずっと早くすると、急いでいかなくてはと不安になったり、誰かを待っている間にストレスを感じたりすることになります。そして、私はオフ会に使えるパブかカフェが駅の近くにあるかインターネットで調べます。もし子ども連れの人がいれば、子ども連れでも入れるか電話で確かめておきます。パブやカフェでオフ会を開く利点は、12時45分までにメンバーがそろわなかったら、そのままそこでオフ会を始められることです。ふつうは最後の人が到着すれば出かけますが、1時30分まで到着しない人がいる場合には、メンバー同士親しくなりながら同じパブに居続けることがあります。そのほうが、ほかに移動した私たちを探そうとして遅れた人にストレスを与えるよりいいからです。でも、これは参加者によります。私はいつも「もう少しここにいてもいいですか」とひとり一人にたずねます。だれかがパブやカフェにいるのは落ち着かないと言って、他の人が移動に同意することもあるし、他の人がそこにいることを望む場合には私が妥協点を探ることになります。

駅の中に待合室以外座れる場所がなさそうなときは、列車の到着時間を考慮して計画を立てます。この場合、たいてい開始時間を12時半に変更します。だれかが遅くなっても長く待たなくてもいいようにです。12時半は12時より間に合いやすいものです。もし誰かがとても遅くなっても、着いたときにみんなが待ち構えていてうっとうしいということがないように特別の計らいをします。あたりをしばらく散歩して遅れて来る人を待たなくてはならないかもしれませんが、それも経験のうち、その日がもっと楽しくなります。しょせん私たちはアスピー、何もかもが完璧だとしても、必ずどこか具合の悪いところは出てきます。何かあれば、それがきっかけになります。ほかの参加者に大目に見てほしいよう

に、自分もまわりの人を大目に見るのです。ひとりの人の要求が大きくて会全体が険悪になるというところまでは行ったことは今までありません。たとえば誰かがとても大きな個人的な要求をもっていて、それを満たす唯一の方法がその人中心に会を進めることであったとしたら、そのとおりになるかもしれません。

　一般的に、オフ会は90分の活動×3になる傾向があります。アスピーの好みはそれぞれなので出席者全員をいつも満足させることはできないでしょう。パブかカフェで90分、天候が許せば戸外で90分、それほど人の多くない名所で90分。もちろんこの内容はグループの大きさや、その日参加する人の好みで変更可能です。できるだけ多くの人を満足させるために計画することが大事です。全員が何をしたい、したくないと声にする権利をもっています。最終的に選んだ活動を全員が楽しめるわけではありませんが、今までのところ、80％が楽しいオフ会だったと言い、少なくとも50人中20人が次のオフ会にも出席しています。どのオフ会にも、オフ会は初めてという人が少なくともひとりはいますし、この2年間で、出席した会があまりにひどくて次のオフ会に出席する人が誰もいなかったというものはありません。

　私の考えではオフ会の理想的な人数は6人です。多すぎず少なすぎずの数です。実際の平均はたぶん8人くらいでしょう。人口の少ない地域ならもっと少人数かもしれません。サウスイーストは少し人が集まりやすいようです。面白いことに一番出席者の多かった会が最も運営がスムーズだったようです。もちろん人が多いほど集まるアスピーもそれぞれで自分と趣味の似たアスピーを見つけやすくなります。最大のオフ会でも誰かが忘れさられることはありません。私は誰かのところに押し掛けたりしません。でも、あまり話しかけられていない人がいたら私が話しかけます。相手が答えたくなるような質問をして、穏やかに話しかけます。たとえばその人が趣味についてサイトに投稿していたら、そのことを話題にしてきっかけを作ります。いずれにせよ、私は今まで会に出席した全員に話しかけてきたと思います。ひとりとの会話は、相手が伸ばさな

い限り5分にしています。この方法で参加者は自分の存在を知ってもらえた、尊重されたと感じます。でも相手が会話を楽しんでいなかったら、私はその事実を尊重します。毎回、このように運営してきたのでみんな満足しています。

　オフ会の主催者によって出席者の誰かが居心地悪くなるようなことがあってはなりません。たとえば誰かにアイコンタクトで自己紹介するよう合図したり、それに似たことをしたりはしません。私たちはうんざりするほどNT社会でそのようなことを経験しています。オフ会のポイントは評価されていると感じさせないことです。オフ会の目的は成人のアスピーが自分に似た人に出会うことに尽きます。ですから私たちは人をありのままに受け入れ、参加者が自分に似た人に出会う機会を用意するだけです。前にも書いたように、ある個人がその目的を達成するために特別の配慮を必要とすれば、参加者の協力によってそれが可能になるようにします。その日の終わりには誰もがほかのアスピーに会いたくなります。そして、そのためなら多少のことは大目に見ることができるのです。

　隠れたフォーラムについて続けて言うと、もしサイトが数百人にまで大きくなったり、オフ会に今まで以上に多くの人が参加するようになったりすれば、もっと興味関心に基づいたオフ会を始めるつもりです。たとえば20人がロンドンでのオフ会に参加する代わりに、一軒か二軒のパブで話をする、あるいは一つか二つの美術館を訪れるという具合です。ボウリングが好きなアスピーもいればハイキングの好きな人もたくさんいます。多くの人がパブや美術館がテーマのオフ会に参加するとは思えないので、ボウリングやハイキングのオフ会をという案も出てくるでしょう。しかし今のやり方のオフ会も続くでしょう。将来、たとえオフ会の参加者が20人以上になったとしても、最後に帰っていくのはやはりもっと少人数のものでしょう。

　大きなグループは苦手な人がいるので2, 3人のグループがあり、匿名を望む人がいるので数人のグループありというのが理想でしょう。さらに会の主催者は参加者全員に話しかける傾向がありますが、多人数だ

と一時でも一緒に過ごすのは簡単ではありません。オブザーバーでいたい人は、最初の会話に加わったらその後はオブザーバーでいてもいいと思います。無視されたメンバーがいたかもしれないとよく心配しますが、それでもまたオフ会に参加しています。だれもが始終話しかけられたいわけではありませんが、話しかけてもらいたい人もいます。ひとりの人間にも話しかけられたいときと、そうでないときがあります。参加者をありのままに受け入れ、望むようにもてなします。参加者はいつも主催者だけでなく参加者同士にも大切にされていると感じているようです。

人とのつき合い方

　まず、アスピーたちに言いたいのは、この社会の大多数を占めるNTたちとつきあいで自分がうまくいっているかどうか測らないでほしいということです。NTの中には人と同じ物の見方をする人がいることを心に留めておいてください。他の誰かと同じようになろうとして時間を使うのではなく、自分らしくあろうとしてください。若者は自分が何者かわかるのに何年かかかるでしょう。若者が手本としている人自身がたんに周囲に従っているだけということもあります。手本とすべきはあなた自身の中にいます。人にあれこれ言わせてはいけません。自分で自分を大事にすれば周囲もあなたを尊重してくれます。同時に、人によく思われようと無理をしてはいけません。精神的健康を保てば、人との交流が容易になり、人もあなたのことを好きになるでしょう。よいことをした時のこと、ほめられた時のこと、気分のよかった時のことを考えなさい。得意なこと、自信のあることを考えなさい。将来のいつか、自信のあることで人を喜ばせる方法を考えなさい。目を閉じて、何年後かの自分がすぐそばに立っていると考えなさい。肯定的なイメージで自分を思い浮かべなさい。未来の自分を首相として描くかジェームズ・ボンドで描くかは問題ではありません。将来あなたが何をしているかではなく、大事なのは自分を価値ある人間と感じているかです。現実社会が定めた暗黙のルールによって自信喪失していないかです。自分らしさをなくさないで

ください。でも行動には気をつけて。悲しいことに目立ちすぎると人に笑われるかもしれませんから。でも、たとえ笑う人がいても、ありのままのあなたを受け入れられない人間は放っておけばいいのです。どこかにあなたの個性を尊重してくれる人がいます。みんなに受け入れられようと今もがいているのなら、アスペルガー向けのサイトを見なさい。そこが素晴らしい出発点になるはずです。

第9章
社会的関係を理解し楽しむ

ウェンディ・ローソン

ルーク・ベアドンから
　ウェンディは人間関係を築く方法と人々の中にある違いを認識する必要をうまく表現しています。これは広い社会で生きていくには非常に重要な点で、NTも不得意な分野です。私たちの住む社会は、何が人間にとって「最良」かについての世界的な「ルール」や「政策」によって支配されているように見えます。問題は多数派にとって最良なことが少数派にとってはほぼ間違いなく最良ではないことです。そして、だいたいの場合 AS は少数派に含まれます。したがって「統合教育 (inclusion)」のような政策はグループや集団に対してではなく、個人に適用されるべきです。さもなければ、全員が正真正銘の個人としてではなく、同種の人の集まったグループとして「扱われる」危険があります。明らかに、AS たちはそれぞれが、まったく別の希望や要求や学習スタイルや目標をもつ唯一無二の個人です。また、AS の人たちには独自の友人の作り方、関係の深め方、人との過ごし方があります。そうした独自性が発揮できるように、NT 社会は多数にとって都合のよいことをするだけでは AS には不十分だと認識すべきです。

　ウィキペディアで「社会的関係」を調べると『「社会的」は連合、協力、相互依存、帰属と関係する』と書かれていますが、この語は社会科学や大学での研究分野を表す語としても使われていて、その場合の定義が不十分であるとも書かれています。語の後半部分、「関係」はつながりや共通の目標をもつことを意味します。それで「社会的関係」を「社会を構成する人がもっている現在の、あるいは成長しつつあるつながり」と考

えることができます。これは、性別、家族というまとまり、興味関心、共通目標によって作られたグループに当てはめてもいいでしょう。

　私たちの中には「社会」という言葉を聞くと「落ち着かない」「やる気をなくす」ようなイメージと感情がわくという人がいます。社会的関係は人によって意味することが違うのに、「社会」という言葉に恐れを抱いている人がいます。その人たちにはこの章が役に立つかもしれません。

　社会的関係は避けられません。そして、私たちの中には社会的関係をもつことが望ましい人もいます。しかし、心地よく、うまく機能し、価値のある関係はどうやったら結べるのでしょうか。人が集まると聞くとくつろいだ気分になって出かけたくなるという人がいます。それはフォーマルな場がもつ堅苦しさや決まり事がないからでしょう。多くの場合、「フォーマル化」された関係にはルールや役割がともない、何が求められているかわかりやすくなり、それをこなすのも簡単になります。この章で私は、社会的理解を補強し、社会的関係を築くのに役立つルールを示したいと思っています。また、よい社会的関係を作り上げるための具体的な例もあげるつもりです。

　私たちは他の人たちが暮らす社会に生まれ、育ちます。多くの場合、人は家族と暮らし、チームのような働きをします。ともに活動し、何かをやり遂げます。このように、すべての「社会的」関係は人と時間を共有し交流することを意味します。多くの人にとって、難しく感じるのがこの交流というものです。

　社会的関係をもつにあたってもうひとつ難しいのがタイミングをはかり動機をもって行うことです。もしあなたがNTであれば、相手に自分と共通する趣味があろうとなかろうと、その人のある一面にふれ、つきあうのが楽しいと思うでしょう。共通の関心がないのに交流しようというあなたの態度は高く評価され、あなたはいい人だと見られるでしょう。社会的関係という概念を支えているのは、多くの場合、分かち合い、よい人と思われ、他者の期待に沿うようにふるまうのが社会の規範だという考え方です。しかし、それはNTの規範であって、私たち自閉症スペク

トラム上にある者は同じ動機因子に支配されていません。私たちの規範は違うところにあると考えましょう。社会的な関係が人々の期待と一般的な社会規範に基づいていると一度理解すれば、スキルの習得はかんたんになります。この点について詳しい説明の欲しい方は『Build You Own Life』(Lawson 2003, Jessica Kingsley Publishers) や『Friendships the Aspie Way』(Lawson 2005, Jessica Kingsley Publishers) をお読みください。

　すばらしい社会的関係の例はさまざまな動物の群れに見られます。たとえばアリとミツバチは群れの利益のために協力を惜しみません。言いかえれば、たとえ私たちが自分を特別に社会的動物と感じなくても（徒党を組まない、クラブに入らない、ダンスやグループでの活動に参加しないなど）、周囲にいる人たちの利益に関心を持ち、よい社会的関係を築こうとすることはできます。つまり、自分では社交的になりたいと思わなくても、家族や友人があなたに社交的であってほしいと思っているならば、社交的になれるということです。私たちは家族や友人が望み求めるような方法で関係を結ぼうとしていますから。

「私のタイミングははずれる」

　私たちが人前で適切にふるまおうとしてもタイミングをとるのが難しいのならば、少し手伝ってもらう必要があるかもしれません。いつ会話に加わるか、いつ行動を起こすか、あるいは、ここでは何か反応したほうがよいというのはNTの期待に基づいているので、援助してもらうとうまくいくでしょう。家族や友人にどこで何をしたらよいか知らせてほしいと頼んでおけば助けてもらえます。彼らが私たちに望んでいることを知らせてもらうのです。話すのをやめてほしい、会話に加わってほしい、手伝ってほしい、ゲームに加わってほしいというのもあるでしょう。

　社会と関係をもつのが難しいと思っているのはASだけではないというのは興味深いことです。学校や大学にいる多くのNTも社会の期待に「沿う」のは難しいと思っています。彼らは他の学生とつながりたい、どこかに帰属したいと思っていますが、内気だったり、恥ずかしがり屋だっ

たり、うまく第一歩が踏み出せなかったりするのかもしれません。このように、ときには個性が社会とのつながり方を決める要素になることがあります。

　もうひとつの要素は私たちが育った政治的、「社会的」風土です。かつて、疎外やはっきりした役割分担、階層によるファッションの分離、男性優位が当然だったところで、いまは統合、フリーサイズ、「ユニセックス」がふつうになっています。これら21世紀仕様に加えて、西側政府は統合教育を進めようとしています。多くの人にとって、これは特別支援の学校がNTの教育組織に変わっていくということです。以前の伝統的な教育に関する考え方から離れる動きは、専門家の配置をやめる、特定の役割を取り外す、これまで特別支援学校に対して寄せていたあいまいな期待のベールをはがすという行為になって表れています。たとえば、かつては子どもたちが自分の能力にあった学校に入っていましたが、今は子どもの能力がどうであれ、みんなコンプリヘンシブスクール（同一地域のすべての生徒を入学させる総合制中等学校）に入れることになっています。理論的にはよい考えのように思えますが、実際にみんなの要求に応じようとすることは学校側には過重な負担になります。また、この学校は自分に向かない、自分はお呼びでないと感じる生徒も出てくるでしょう。

人の中に入ること

　社会に包含(=inclusion)されることはよいことです。その反対の「排除」(=exclusion)は強制的に、自分の意思に反して他の人たちから分離される「社会からの追放者」になりますから、よくないことです。しかし、社会との関係には両面があります。人にはそれぞれのパーソナルスペースと時間が必要だと周囲の人が理解することは、その人たちを排除することではありません。その人たちに必要な時間を考慮し、その人たちのその時々で変化する必要に合わせていくということです。その一方で、社会との関係には「自分たちの活動に入ってきてほしい、あなたたちを排除するつもりはない」と言っている人たちの要望に私たちが応えねばならな

いという意味もあります。だからバランスを見つけるのが難しいのです。

　ある人が自閉症かどうかは日常生活の特定の分野で困難を抱えているかで判断します。具体的には社会的理解、コミュニケーション、柔軟な思考の分野です。しかし、実際には、自閉症であるないにかかわらず、これらの分野で困難を抱えている人は多くいます。クールで自信にあふれ、大人になったらどんなビジネスでも成功しそうな子どもたちでさえ、3組に1組は離婚する西洋社会の統計のどこかに入ることになります。つまり、健全な社会的理解をもっていても適切なコミュニケーションができるとはかぎらず、他者の期待に応えられるとはかぎらないのです。私たちは誰でも対人関係に問題を抱えているということです。

　クールで魅力的で自信にあふれた生徒は、学校で人間関係をしっかり持てていると感じられるでしょうが、自閉症スペクトラム障害（ASD）のような障害を抱えた生徒だけでなく、多くのふつうの生徒は今日の社会で自分の居場所を見つけようと必死です。

　どんなグループでも、そのグループのつきあいのルールを理解し、実行できることはグループの一員になれたと実感するためには欠かせません。しかし、ルールは変化します。そのルールがどう変化していくか理解すること、「違い」への適応を教えることも人間関係がうまくいくためには欠かせません。

　社会に参加するとは、違いとの折り合いのつけ方を見つけることです。

　ASDをもつ私たちにとって社会参加が成功するには次のようなことが必要でしょう。

(1) 自分の感覚を取り巻く環境と自分の感覚に必要なもの（個人によって異なります）を理解すること、

(2) 人とは違う自分の学習スタイルに合わせてカリキュラムや日課を改変すること、

(3) 静かで構造化され、できるだけ自然光を使う環境（てんかんの誘因になる蛍光灯を置かない）を用意すること、

(4) いつも一斉授業ではなく一対一が多くなるよう環境を整えること、

です。
　私たちは誰でもありのままの自分を受け入れてくれる環境を必要としています。人と比較されたり、「他の人と同じようにできないから、ここになじめないのだ」というような言葉をかけられたりするところはだめなのです。
　人間関係は人と人、場面場面で大きく変わります。たとえば、友人を介して新しい友人ができ、校内で一緒に活動するようになったり、その延長で校外でも一緒に過ごすようなったりする場合もあります。似通った興味をもっていれば、学校や職場の内外でつき合いたいと思ったときに役に立ちます。友人のいるクラブや活動に参加すれば多くの人にとってプラスになります。しかし、ある人がASの人と似た興味をもっているからといって、彼らのつきあいがうまくいくとは限りません。

考えなくてはならないこと

それがふつうよ
「それがふつうよ」彼女は言う。
どういう意味？
「あなたはいつも自己流をとおすのね」
彼女の声が冷たくこだましました。

私は待った。小鳥のように静かに、
その言葉について考え続けた。
彼女は話し続け
私は歩き続けた。
私が聞いたのは何だろう。

「私はいつも自己流を通すって？」
他にどんなやり方がある？

私にはこれだけ、
　　それがふつうのやり方。

　　彼女のやり方は
　　私たちにはしっくりこない。
　　最初からうまくいかない。
　　きっと間違う、大丈夫じゃないとわかってるのに。

　　なのに、なぜ彼女にはわからない。
　　いったい何がわからない？
　　私は自分の立場を守り、
　　まだ降参するわけにはいかない。

　　もし私があきらめたら、彼女は絶対学ばない。
　　彼女には私のやり方がわからないままだろう。
　　彼女はそれを「がんこ」と呼ぶけれど
　　私の脚本はこうなっているんだから。

　私たちひとり一人には自分だけの人格、学習スタイル、興味関心、思考システムがあります。これが現在の私たちを作っています。また、自分自身や他の人に対する期待もここから生まれています。次に、これらが直接、社会的関係に影響を与えます。上の詩は脚本と思考システムについて書いたものです。私たちひとり一人は脚本を与えられていますが、その脚本からどんな情報を読み取るか、その情報を使って何をするかを決めるのは私たちです。
　たとえば、家族は子どもたちに自分と他人に対する責任をひとり一人がもっていると教えます。「自分がしてもらいたくないことを他の人にしてはいけない」というモラルを教えます。「すべき」「しなさい」「いつも」「してはいけない」は彼らの教えを徐々にしみこませるためにともに使わ

れる言葉です。私たちにはものごとを文字通り受け取り、白黒をはっきりさせ、正直で率直な物言いをする生来の傾向があります。そのため自分たちが学んだことを実際の人間関係に応用することができないのかもしれません。私たちはほとんど無意識に他の人たちも自分と同じように考え感じるものだと思っています。このため違う考え方をする人には否定的な印象を与えることがあります。

たとえばこんなこと

私の家ではひとり一人にお気に入りのカップがあります。しかし、友だちの家には特にお気に入りのカップはなく、きれいなものならどれでも使います。ですから、その友だちは家に来たとき、私にコーヒーを作ってくれますが、私がいつも決まったマグカップでお茶を飲んでいることを知りませんから、違うカップに注いでくれることがあります。私はあわててしまい、彼女は親切ではないと思ってしまいますが、これは彼女の行動に対する正確な評価とは言えません。彼女は自分の家でするのと同じことをしただけなのですから。人とつき合えばこんなことはいつも起こります。ですから人に寛容になり、彼らのやり方に寛容になるのがいいのです。そうすれば人間関係がうまくいきます。

行動

人前でどうふるまえばいいかわからないとき、自分の欠点を隠す方法として「社交回避」を使うことがあります。自分がどうしたらいいかわからないので人前に出るのを避けるために使う行動のことです（突然の不機嫌、引っ込み思案など）。感覚の問題というよりソーシャルスキルの問題です。当然のことながら、かんたんに成果が出るとは限りません。だから、ソーシャルスキルを問題にする前に感覚上の問題を調べて、シナリオからそれらを除去しておくことを勧めます。Bogdashina は感覚上の問題を洗い出すために自著にチェックリストをつけています（「Sensory Perceptual Issues in Autism and Asperger Syndrome」2003 Jessica Kingsley

Publishers)。これは役に立ちます。こうすれば感覚上の問題は対処か除外ができて、その人がその状況を理解する助けとしてソーシャルストーリーを検討する段階に入れます。ソーシャルストーリーは最初、キャロル・グレイによって開発されたもので、ASの人に特定の対人場面を説明し、その場面でその人にどんな役割が与えられているかを伝えるためのものです。一度情報を与えられると、人は対人関係の中で自分の役割を果たす準備が整い、その役割を実行できます。ソーシャルストーリーについて詳しいことはwww.thegraycenter.org（英語）を見てください。

　社会的無関心は人前で何をしたらいいか、どうふるまったらいいかわからないとき、自分の気配を消すために使う方法です。人との交流を積極的に求めてもいないし明らかに避けてもいないと見せるための行動です。この態度をとれば、気持ちはうろたえていても「私は冷静よ」と他の人たちに見せかけることができます。もう一度言いますが、ソーシャルストーリーと自分の役割の脚本化は役に立ちます。これらの手段の目的は対人場面の理解を増やし、その場所に入りたい、入っても大丈夫という気持ちにさせることで、社会的交流をわかりやすく説明するのに役立ちます。

　人前でぎこちない言動をすることは誰にでもありうることです。人との関係ができるにつれて、会話のぎこちなさが友情を育てるじゃまになるかもしれません。頑張れば頑張れるほどうまくいきません。これは私たちの興味が限られていて、友人の興味を理解する用意ができていないためかもしれません。友人になりたい人の興味が何か知っておけば、自分のことだけくり返さず、相手の興味についてともに語り合うことができます。私たちは他の人のボディ・ランゲージを読み理解することが難しいので、相手の言葉だけでなく表情の裏にどんな意味があるのか知るのに苦労します。不適切な言葉を返して失敗するより、次のように聞いてみるのがいいでしょう。「何を言おうとしているんですか？」「それはどういう意味でしょうか？」もう一度言いますが、ソーシャルストーリーや対人関係の中に存在する典型的な場面を扱う脚本は、社会的交流がう

まくいく枠組みを私たちに教えるのに役立ちます。ある環境で他の人たちは何を考え、何を感じ、何を信じているのか、さまざまな角度から見通す助けになり、適切な行動や反応をするヒントをくれます。

グループ内での交流

グループ
私たちは7人グループ
みんなで丸テーブルを囲んでいた。
一番髪の短い男が
音を立て始めた。
私は黙っていた。

私はずっと見ていたかった
木にとまった青い鳥を。
その男は大声で何か言った。
「私に何か？」
私はたずねた。

「木に青い鳥がいるの」
私は言った。グループは静かになった。
一番髪の短い男は
スープを飲み始めた。

「木に青い鳥がいるの」
私はもう一度言った。
「ウェンディ、お茶飲む？」
「ついであげようか？」
男は言った。

「木に青い鳥がいるの」
今度は心の中で言った。
「どうして？ みんなわくわくしないの？」

「鳥を見つけてうれしくないの？」
みんなはスープを飲んでいた。

「ウェンディ、ウエイターがお皿を下げるって」
一番髪の短い男が言った。
「そんなことどうでもいい」私は言った。
長い髪の少女が言った
「ウェンディ、今すぐスープ飲んで
お願いだから急いで」

私が何をした？
私が何をしなかった？
青い鳥は飛び去った。
私はまだ飲み終えていない。

詩「Illustration from an Aspie Life」
（Wendy Lawson 2005　Jessica Kingsley Publishers）より

　上の詩は私が興味あるものに心奪われてグループのことがおろそかになったときのものです。わざとやったのではなく、失礼でも気難しかったわけでもありません。しかし、他の人たちは私に何が起こっているのかわからず、私は他の人の視点から事態を見ることができませんでした。
　NTとASの注意メカニズムの根本的な違いがあることをもう一度説明させてください。ASの場合、脳はたったひとつのものに集中するようにできていて、いくつかのものに注意を分散させることができず、かんたんに特定のものに心を奪われてしまいます。NTは興味のあるものが多くあっても平気で、ひとつのものだけに焦点が定まってしまうことはないようです。もちろん、ひとつのものに全集中力を注いで、それに没頭することもできます。注意力を分割する能力があるから、話題を切り替えることができたり、さほど興味のないものにも関心を示したり、話に加わったりすることができるように思えます。人間関係を作る上でこれは強みです。逆に、ひとつのこと（たとえばレポート作成）に集中してつ

き合い（たとえばパブでの待ち合わせ）に引っ張られてはいけないときなど、注意分散能力が障害になります。

では、どうやって双方の間にあるギャップを埋めたらいいでしょうか。どうやったらASは人間関係をうまく作れるでしょうか。

第一に

まず自分たちを理解し、長所を知ることです。長所は集中できることかもしれません。このひたむきさはすばらしい人間関係を作り出す力強い味方になります。私たちは忠実で、信用でき、正直で、頼りがいがあり、献身的です。人間関係がうまくいくための材料はすべてそろっています。

第二に

人間関係がうまくいくためのレシピの二番目は他の人の話に耳を傾け、自分の「興味」を持ち出すのはしばらく我慢することです。自分の話を聞いてもらい、要求をかなえてもらうことは誰にとっても望むところですが、話を聞いてもらっていないと感じている人がほとんどで、関心をもってもらっていないと感じる原因になっています。

次のやり取りを考えましょう

サリーとジェニー

サリーはジェニーと友だちになりたいと思っていますが、話しかけようとするといつもジェニーはそっけない態度をとります。サリーはもうあきらめて友人になってくれそうな他の人を探したほうがいいと思います。サリーとジェニーの間のやり取りの概略、その裏にある思考システム、避けられない結果は次のようなものです。

サリーはジェニーをどう思っているか

サリーが話しかけようとするたびにジェニーは無視して返事をしません。それでサリーはこう思いこんでいます。

- ジェニーは自分が興味のあることだけ話す。
- ジェニーは私に興味をもっていない。

- ジェニーは自分勝手だ。
- ジェニーは思いやりがなく礼儀知らずだ。
- ジェニーとはいい友だちになれそうにないから、他の人を探したほうがよさそうだ。

ジェニーとサリー

ジェニーはサリーをどう思っているか

- サリーが話しかけてくるときはいつも質問ばかりで、私が答えをまとめるのを待ってくれない。
- サリーは教えたがりで聞きたがり。サリーは出しゃばりだ。
- だから私が友だちになろうと思っても難しい。サリーは自分勝手みたいなので避けなくてはならない。
- もし私がサリーを無視したら、サリーは私をひとりにしてどこかに行ってしまうだろう。そうなれば私はほっとできる。
- サリーは私に興味がない。もし興味があれば、質問攻撃をやめるはずだから。
- サリーは鈍感で、いい人ではないから遠ざけなくてはならない。

　上のやり取りとその裏にある思いこみを注意深く見れば、二人とも友だちを欲しがっていることが分かります。問題は友情をつなぐのに必要なソーシャルスキルがなく、多くの人間関係につきものの思いこみがあることです。

　人間関係はお互いを幸福にしようとする相互の思いやりに基づいていると言いました。これを可能にするために、相手が何を言おうとしているのかじっくり聞けるようにせねばなりません。次に、聞いた内容をしっかり受け止めて、やっと相手に適切に返せるという具合です。私たちASはNTに比べて相手の言葉や行動、期待を受け止め、理解するのに時間が長くかかるかもしれません。「時間がかかっても大丈夫」は人間関係で自分を楽にするために私が使っているルールのひとつです。私が何をし

ているのか相手の人に知ってもらえばいいのです。私はこう言います「話してくれてありがとう。あなたの話はとても面白いです。ただ、感想をまとめるのに時間がかかります」。相手がすぐ答えを聞きたいと言えば、「考える時間をください」と言います。こうすれば慎重に考えて答えますし、思ってもいないことを言ったり、相手の話をよく理解しないまま答えたりすることはありません。

本当は何を言っているのか？

相手のボディ・ランゲージを読むのは本当に難しい仕事です。ボディ・ランゲージとは言葉を使わないコミュニケーションのことです。たとえば、「ええ、いいわ」と言いながら頭を振っていたり、目をそらしたりすれば、相手の気持ちが揺れているか、ちっとも「ええ、いいわ」ではないことを表しています。人は口で言うことと気持ちが全く違うことがよくあるようです。「そのとおり」が「そうは思わない」でありうるのです。相手の本当に言いたいことがわからないときは、確かめるために聞けばいいのです。だまされた、嘘をつかれたと感じていやな気分になるより聞き返すほうがいいです（相手が自分の口にしたことをもう一度考えることにもなりますから）。言葉で理解するのが得意な人と視覚で理解するのが得意な人がいます。もしあなたが言葉の人なら、得意なところを生かして、相手が話した後で「こういうことですか」と言葉で確認すればいいのです。相手も自分の言ったことを確認できて誤解を避けられます。

もしあなたが言葉よりの視覚（地図や写真、ポスター、マンガなど）の人なら、相手の言おうとするところを文字通り図示してもらうのです。写真やビデオ、テレビなどを使ってもいいでしょう。私たちにはマルチメディアほど役に立つものはないと思っています。言葉で理解しようとすると時間がかかりすぎる、使いにくいと思っていたら、言葉の代わりになるものを見つけて自分の考えを表現したり、相手を理解したりすることがとても大事です。

コミュニケーションカード

コミュニケーションカードは話し言葉を補ったり、代わりをしたりする便利なカードで、「自閉症非常用カード」と呼ばれることもあります。

> 今はとても疲れているので
> お話しできません。
> 後で声をかけてください。

これらのカードは多くの場面で使えます。それを使うのが可能な状況、あるいは人間関係を健全に保つために必要と考えられる場面です。言葉ではうまく伝えられなくても、このカードを見せればわかってもらえます。

> ごめんなさい。
> 本当に友だちになりたいんです。

> 今は何も言えません。
> 落ち着ける安全な場所が必要です。
> 下に書いた名前の人を呼んでください。
> お願いします。
> ....

カードを作るときに自分の写真や絵、イラスト、キャラクターを使ってもいいし、自分の伝えたいことを言葉だけで書いてもいいです。要は、伝えたいことが分かりやすいことと、そのカードをちょうどよいタイミングで相手への敬意を払いながら使うことです。

人間関係のタイプ

人間関係のほとんどは家族や友人、同僚のいずれかに中心をおいています。私たちの人間関係は血縁のある人、学校や職場で出会った人、共通の趣味をもつ人たちの会などで出会った人との間に存在します。しかし、人格も期待もつき合い方も違う人たちが作るものですから、その関係もそれぞれです。たとえば、挨拶するときに握手する人もいれば、ハグする人もいます。しっかり相手の目を見て話す人もいれば、下を向いたり目をそらしたりする人もいます。会話の口火を切るのが比較的容易な人もいれば、話を始めたり続けたりするのがとても苦手な人もいます。そのため人間関係はさまざまに変化します。

友人のケイティが人間関係には多くの異なった面があると教えてくれました。さまざまな人とつき合えばさまざまな経験ができるということです。ケイティの言葉を借りて、私たちが出会う感情や経験を説明しましょう。

要点： さまざまなシンボルを使ってそれぞれの人間関係の性質を表します。シンボルが視覚的手がかりの働きをします。シンボルはフローチャートやリスト、図表上の個人の名前の上に置きます。友人たちの性格や彼らとの関係を区別するために自分でシンボルを作ってもよいです。

O これは正直で気取らない関係を表します。相手に対する関心と人格的な特徴を反映しています。元気いっぱい、いきいき、面白い、信用できるということは、自分たちがありのままでいられる、しばられない関係だということです。これは親しい家族や親密な友人との関係です。

C これは近所の人や家族の友人、頻繁に会う知り合いとの関係を表します。性格のいい人で困っているときには頼りになります。しかし、ハラハラドキドキのパーティに招待したり、冒険に誘ったりすることはないでしょう。

Q これは賑やかな時間を共に過ごすにはいいけれど、二人きりでいるとリラックスできない人との関係を表します。一緒に楽しむことはあっても、何かを打ち明けたり深い話をしたりするのには向きません。

B これは双方が相手から何かを得ていると感じるけれども、一緒にいると息がつまりそうで、自分を取り戻すのに時間がかかる関係を表します。

P これは一見距離があり、表面的で、弱みを見せまいと身構えているような関係を表します。しかし、ひとつのプロジェクトに入って共に働く機会があれば、お互いに刺激しあって実りある関係になります。

R これは友人が一緒にぶらぶらし、カッコつけることを楽しんでいるものです。人間関係が長続きせず、いつも人の出入りがあります。表面的なコミュニケーションだけに興味があります。

U これはほとんど文句のつけようのない関係です。親密で、頼りになり、オープンで、信用できて、愛情のこもった、献身的で、相手に条件をつけない関係です。

M 他とは少し違う、風変わりと思えるかもしれない関係です。お互いを支え、親切にし、とても誠実であるけれども、古臭くて、新しいファッションや文化の臭いがしません。人が見ると面白みがなく、洗練されていない、ヒッピーのような関係と思うかもしれません。

このような人間関係になじみのある人もいれば、なじみのない人もいるでしょう。だれでも、ひとつかふたつ、たぶん今までに経験したことでしょう。これからあなたを取り巻く状況が変わるにつれて、上のうちのいくつかを経験するでしょう。覚えておいてほしいのは、あなたが人間関係を築く上で、あなたか社会で必要とするものをひとつですべて満

たす関係はないということです。万能なものはありません。どれも一口ずつかじりなさい、ということでしょう。

　私たちの中には、直接顔を合わせるのは気が進まない、話の内容をじっくり考える時間がなくて困るというのを、人と会わない、ひいては人間関係を築けない第一の理由に挙げる人がいます。インターネットや携帯電話の技術が進歩したので、これら過去の障害物は乗り越えられるようになりました。

　この章ではどうしたら人間関係がうまくいくか理解し、それを楽しむための第一歩について書きました。私たちみんなにとって人間関係を作るのは難しいし、成果が出るまで時間と努力が必要だとわかってもらいたいと思ったからです。でも、いいこともあります。時間がかかる代わりに、練習し応用すれば、人間関係がうまくいくのです。

参考文献

Bogdashina, O. (2003) *Sensory Perceptual Issues in Autism and Asperger Syndrome*. London: Jessica Kingsley Publishers.
Lawson, W. (2001) *Understanding and Working with the Spectrum of Autism: An Insider's View*. London: Jessica Kingsley Publishers.
Lawson, W. (2003) *Build Your Own Life: A Self-Help Guide To Asperger's Syndrome*. London: Jessica Kingsley Publishers.
Lawson, W. (2005) *Friendships the Aspie Way*. London: Jessica Kingsley Publishers.

第10章
対人スキルを身につけるヒント

リアン・ホリデー＝ウィリー

ルーク・ベアドンから
　リアンはとてもわかりやすい文章を書きます。ここでも豊かな表現力を発揮して、多くの人に有益な対人スキル習得法を紹介しています。興味深い点は認知、特に自己認知についてです。リアンは人前でひどい経験をしたと言っていますが、他の人たちは彼女が思うほどひどいとは感じていないかもしれません。これには二つのとても重要な点が含まれています。ひとつは NT が「自分のほうがよく知っている」的な態度で誰かの保護者を演じてはいけないということです。「そんなに心配するなよ。きみが心配することは何もないんだから」というようなことを言っている人をよく見かけますが、当人にとってはとても切実なのです。もうひとつは、ある状況がその人にかなりの緊張を強いる、不愉快なものでも、他の人の受け取り方は全く違うかもしれないと伝えたほうがよいということです。ある出来事を AS の人は相当ひどかったと感じ落ち込んでいても、周囲の人たちはもっとずっと好意的にとらえているかもしれません。これを直接 AS の人たちに伝えることで、彼らは自分を責めなくなり、自信と自尊心を育てていけるかもしれません。

　ナショナル・ジオグラフィック特別版を見たり、近くの動物園でしばらく過ごしたりすれば、ほとんどの哺乳動物はとても社交的な生き物だとわかります。よく観察すれば、他とのかかわり方はとても早い時期から手本をとおして、試行錯誤を繰り返しつつ身につける技術だとわかります。ほとんどの人間は生まれつき人とかかわりたいという欲求の組み込まれた神経系をもち、ほとんどが他とのかかわりに関する学習をうま

く吸収するようにできています。なんと幸運な人たちでしょう。

　こう考える人がいるかもしれません。「ASが人とつき合う方法を身につけることははたして可能なのだろうか」幸いにも可能です。自閉症スペクトラム障害（ASD）をもつ私たちは、このスキルをもつ、完成した手本を観察することで、人づき合いの初歩を身につけることができます。この章では、私が個人的に人間関係を学ぶ手助けにしてきた「型」(template)を紹介します。この考え方が他の人たちの役に立つように、アスピーの役に立つようにできるだけその人向けに作り変えてください。これを読む人は人とかかわりたいという欲求の持ち主だという前提で書かれていますが、地球上にはそう思っていない人がいることも忘れないでください。

ステップ1： 人づき合いの概念とルールを理解すること

　父は保証書付きのアスピーで、実際、人とつき合いたいという欲求はありません。口癖は「私は人とつき合いたいとは思わない。学ぶものがないからね。時間の無駄だよ」です。人とのつき合いは何かを学ぶためだという前提に立てば父の考えは明確です。ここに表面には出ないけれどきわめて重要な点があります。人づき合いについての考え方は実にさまざまだということです。少なくともASの間ではそうです。父にとっては学ぶことがあるかどうかですが、昇進を可能にするために人と接触するのだという人もいます。私の10代の娘にとっては、人づき合いは一緒に映画を見るというより特に何ということもなく友だちとぶらぶらするのが目的です。

　Encarta World English Dictionary（米国マイクロソフト社のCD-ROM百科事典）には「社会化するとは社会の中の人や組織と友好的かつ双方が満足する方法でかかわりをもつこと」とあります。何ですって？　この定義は私の論理を混乱させるばかりです。ご存じのように私は言語学者ですから、語句を分解する傾向があります。しかし、この場合は…何ということでしょう。次に挙げる語句すべてに引っかかります。

「かかわりをもつ」とは何でしょう。私にとっては興味や情熱の対象が同じ人とその対象について話し合うことです。それ以外の「かかわりをもつ」は思い当たりません。「人や組織」とは？　誰のことでしょう？　みんな？　意見の違う人、お互いを理解できない人、一緒にいて楽しくない人も含めるのでしょうか？　どんな組織？　政治の？　宗教の？　学問の？　近隣の？　それとも全部？　はたして可能でしょうか。どんな状況でも、誰にでも気に入られるなんて可能でしょうか。あり得ません。不可能です。「友好的かつ双方が満足する方法」とは？

　私にとっての友好的とは、人がにっこり笑って私をひとりにしてくれることであり、何かお願いされたり列に割り込まれたりしないことです。友だちなら願いを聞いてあげるべきだと言われたとき私はどんなに驚いたことか！　誤解しないでください。誰かが私を必要としているときにはもちろん手助けします。でも、その場の思いつきでお願いされるなんてお断りです。自分で間違いなくできるのにお願いされるほどいやなことはありません。そんな私は「友好的」ではないのでしょうか。私はけっして割り込みもしません。誰かの不幸を望んだりしません。駐車中の車をこすって、連絡先も書き残さないなんてことはしません。私はとても「友好的」ですよね。わき道にそれました。「双方が満足する」。冗談でしょ。グループの中で、そのやり方に誰もが「満足する」なんてことがどれほどあるんでしょうか。イギリス議会、アメリカ議会、兄弟間の話し合い、どこを見ても私の言うことが正しいとわかるはずです。

　私のようなアスピーには「社会化」という考え方は難しいですが、私は人とのつき合い方を今までのところかなりうまく学んできたと思います。どこかのパーティで流れるようなステップでワルツを踊るような女の子になれるかなんて、遠い昔にあきらめました。心に深い傷やいやな思い出を残すようなヘマをこれからもくり返すのは間違いないでしょう。でも、それでいいのです。それがどうしたというのでしょう。父がよく言っていました「失敗したって殺されないのなら、それほど大した失敗じゃなかったということさ」。そのとおりです。

この世に現れて以来、生物は大小の集団を作って生きてきました。これは種として生き延びるために重要な部分のようです。単に人間が社交を好むという次元を超えたことなのです。実際に、医者は人とのふれあいが寿命を延ばし、病気からの回復を早めることに気づいています。笑いが心や体をいやすのも同様です。動物や愉快な本が人との交わりの代わりを立派につとめることも確かです。しかし、本当のところ、人間は少なくともある程度は人と交わるようにできているようです。どの程度かは人によりますが。アスピーが人とつき合えるよう手助けするとき、どんなつき合い方をすべきだとか、アスピーが何を期待し何を必要としているかについて、あなたの考えを押しつけないよう注意してください。でも、説明は必要です。人は誰でもいつかは人とつき合わなければならない、だから楽しく、うまくつき合ったほうがいい、ということを適切な例をあげて説明してください。
　私は、人づき合いにはルールがあること、少なくともある程度は誰もがそのルールをマスターしなければならないことを学ぶのに苦労しました。NTの人たちはそのルールをとてもかんたんに、直接教えられなくてもマスターできるそうですが、ASは別です。つき合いのルールをそれほど簡単に身につけられるとはまったく思えません。ですから、カウンセラーは直接、アスピーと次に挙げるルールについて話し合うことを勧めます。これら一般的なルールを理解しなければ、失敗するのは明らかですから。

・人の会話に途中から加わったり、途中で抜けたりするときは、礼儀を守ること
・ほかの人を正確に「読む」こと
・自分のものの見方ではなく、他の人のものの見方を考慮すること
・他の人と共通の話題をもつこと
・相手と論争したり、相手のものの見方を批判したりしないで安心できる雰囲気を作ること
・他の人にわかりやすく、返事をしやすいような会話の始め方を知っ

ておくこと
・一般的に話題にしてはならないことを知っておくこと。宗教、政治、個人の健康は話題にしないほうがよいこと
・会話が感情的になったり、相手を不快にしたりしないように感情をコントロールすること
・相手の目を見て、相手から適当な距離をとること

　アスピーが人づき合い全般について理解し、人に会う時にしっかり守らなければならないルールを理解したと確信できたら、もっと具体的なヒントを与えるときです。それは次のようなものです。

ステップ2：5つのW

　望ましい人づき合いのルールを理解したら、うまくいっているつき合いの例を見て学ぶ機会を準備しましょう。たとえば、不自然でない人づき合いの場面を含むビデオやDVD, テレビ番組を見るだけなら、アスピーにも無理がないでしょう。アスピー自身が楽しめる活動や話題が入って入れば、さらにいいでしょう。私の場合は馬についての会話や活動の場面が楽しめました。でも戦争の歴史について人が話し合っている場面を見せられたら、眠ってしまうか、他のことを始めていたでしょう。私は教える道具としてメディアの活用に賛成ですが、実地訓練の効用も大きいと信じてもいます。快適ゾーンから出る不安を押さえられれば、実地で本当のコツがつかめると思うからです。もしASが出かけることを承知し、何かを学ぼうとしているなら、実際の人づき合いを観察できる場所に連れ出しましょう。参加するのはまだです。まず観察です。ここでの要点は観察と学習であって、応用ではありません。ではアスピーを集めて、人びとが一緒に楽しく過ごしているところへ連れて行きましょう。父と私はよく空港へ行き、ショッピングモールで人びとが交流しているのを観察しました。よく行くレストランでも観察しました。話の内容や言葉選びを観察し、どんな間柄なのかあれこれ想像しあったものです。あまりじろじろ見ていたので、不作法だとか礼儀知らずと思われていないか

心配になりました。母親になってからは、子どもたちをルネサンスフェスティバルに連れて行きます。そこではまったく別の時代という設定で人のやり取りは舞台上ですから、会話や振る舞いに耳目を集中させてもかまわないのです。アスピーのお気に入りの話題を取り入れることができれば、結果はさらによいものになるでしょう。私は歴史が好きなのでルネサンスフェスティバルを選ぶのが自然だったのですが、馬のショーや建築物ツアーでもよかったかもしれません。

　観察にとりかかる前に、観察シートを用意することをお勧めします。アスピーがこの作業の目的を理解し、観察に集中するためのシートです。このシートがあれば、いつもなら気にとめないかもしれない表情やしぐさ、言葉選びに注意を払い続けられます。たとえばこんな感じです。

　ほかの人たちの行動を観察すると自分がどうふるまったらいいかを考える助けになります。俳優と女優、子育て教室の親たち、裁判官に学ぶ法廷代理人など、あらゆる職業の人たちが、与えられた状況でどうふるまえばよいか教えてくれる手本を求めて、誰かに目を向けています。今から、私たちはビデオを見ます。(あるいは、ホースショーを観察します) このシートを使って自分が観察しているものに集中してください。自由に自分の考えを書き留めたり、私に話しかけたりしてください。いつでもかまいません、でも与えられた課題についてのことだけにしてください。観察しているものに関係のあることだけで、他のことはだめです。

　自分が5つのW（いつ、どこで、誰が、何を、どんな様子で）に答える記事を書く訓練中のジャーナリストだと思ってください。(5つの項目がすべてそろえば記事が正確で完結していることになります) 観察をするときには次のような質問を自分にするのです。

① 誰が会話に加わっているか？
② どんな種類の会話に見えるか？ 楽しい会話？ 深刻な話？ ばかばかしい話？ それともまったくのビジネス？

③ いつ会話の参加者は自分の考えを切りだすか？ 相手が話を終えた後にか、それともみんながいっせいに話すか？
④ どこでこの会話は行われているか？ 食料品店のように誰にでも行ける場所か、スポーツの試合会場か、それとも車の中のように誰にも聞かれない閉じた空間でか？
⑤ 様子はどうか？ 相手との距離は？
話すときお互いを見ているか？ それとも自分の足元を見ていたり関係のないほうに目をやったりしているか？
声をひそめて、ほかの人には聞かれたくないような素ぶりか？
世界中の誰にも聞いてもらいたい、会話に加わってもらいたいと思っているかのような大声で話しているか？

観察が終わったら、どんなパターンの会話だったか判断します。性別と年齢はわかりましたか？年配の人は控えめで、子どもは大声で元気に話していましたか？いつ誰がくるかもしれない場所では焦点の定まらない、当たり障りのない話をしていましたか？それとも、政治や宗教のようなとても個人的なことを話していましたか？

どんなパターンの会話かわかったら、そのパターンの要点をシートにまとめて、これからあなたのソーシャルスキルを高めるために使ってください。この枠組みをまとめたものを５Ｗと呼びます。

ＡＳが自分の観察したことを枠組みに取り入れる方法を確実に見つけるまで、何度かこのようなワークシートを使ってください。保護者の方もそれを覚えていてください。そうすればやがて、次に新しい社会的な状況に入っていくときに５Ｗを思い出させるだけで十分になるはずです。ＡＳたちがこのワークシートを使って学んだスキルすべてがよみがえってくるからです。

ステップ３：自信をつける
人づき合いでうまくいかないことがあると、振り出しに戻るかもしれ

ません。たった一度いやな経験をするだけで、ずっとではないにしてもかなり長い間、家にひきこもる人がいます。私にも経験があります。とても嫌なことがあって、その後何ヵ月も人に会わずに過ごしました。結果的に私の受け取り方が他の人たちの受け取り方と違うとわかりました。私は自分に非常に厳しく、よくない状況をどんどんふくらませて考える傾向があるのです。他の人のことなら、取り返しがつかないほどひどい失敗だろうかと疑問を挟むこともできますし、大目に見ることもできるのに、自分のこととなると失敗したり笑い者なったりするのが許せないのです。

　いつか私や夫の友だちと思っていた人たちとパーティに参加したことがあります。順調と思っていましたが、まもなくある女性が私のことをクスクス笑っているのが聞こえてきました。夫のことを「あの人、どうしてリアンのような変人と一緒にいられるのかしら？」と話題にしていたのです。私がどれだけ興奮しやすく、口うるさく、不快な人物かということをずけずけ言っていました。思い返せば、その時「人づき合いのスキルが身についていないのはASだけじゃないんだ」と思っていればよかったのですが、悲しいことに「いったい、いつ私がそんなに変人で、うるさく、不快なことをしたんだろう」考え込んでしまったのです。これには長く苦しめられました。そして、これが理由で、私と夫は車で10時間も離れた州に引っ越しました。

　もし私に子どもがなければ、残りの人生すべて、どんなつき合いからも離れて過ごしたかもしれません。でも子どもにもつき合いがあるから、できるだけ人とうまくやろうと思いました。手短に言えば、会話が下手だったりパーティでうまくふるまえなかったりという私の欠点が、学校の集まりや行事の時に出ないようにうまく自分をコントロールしようと思ったのです。勇気を振りしぼっても上品な社交家にはなれませんでしたが、私が人づき合いの方法を学べたことに感激して、私の精神分析医はよくやったと抱きしめてくれました。10年前より、10ヵ月前より今は自信がつきました。

アスピーは自分を信じ、自分の積極性を信じて「人づき合いの方法」から始めなくてはなりません。今まで批判され、ばかにされ、いじめられてきたのなら、あるいは何十年もほったらかしにされてきたのなら、自分に価値があると思うことさえとても難しいでしょう。鍵はアスピーに自分の力と未来を取り戻させることです。私の賢い友人は「思いは必ず実現する」という言葉には注意しなさいと言ってくれました。もしアスピーが自分は人づき合いに必要なものを手に入れられないと思えば、実際にできないということですから。ASには認知の再構築に関する講義やコースをとることを勧めます。それが自分をどう見るかにもう一度挑戦する手助けになります。強力な自信増進薬を飲まなかったら、アスピーが自分のソーシャルスキルを高めようとがんばり続けることはできそうにありません。この点はいくら強調してもしすぎることがないほどです。

　アスピーは人づき合いを学ぶのが苦手ですが、あえてその点には触れずに自信をつけさせたいと思うかもしれませんが、それはやめてください。「そんなに難しくないよ」とか「誰でも出来るよ」と言うことに害はないように思いますが、気持ちは少しも楽になりません。それどころかうまくいかなかったときに、自分が馬鹿か無能のように思えてしまいます。正直で事実に基づくカウンセリングから自信は生れます。それをあなたが支援しているアスピーにも当てはめれば、間違った方向に行くことはないでしょう。

ステップ4：習うより慣れろ

　こんなジョークがあります。「音楽の殿堂カーネギーホールにはどうやったらたどり着きますか？」と男が婦人にたずねました。婦人の答えは「練習あるのみですわ」。多くのアスピー同様、私はジョークが好きです。でも、ここには練習がすべてに通じるカギだという真実も含まれています。習うより慣れろです。

　私は演劇の練習をたくさんしてきました。演技の世界では上手です。テレビの登場人物や実生活の誰か（ウエイトレスの役を演じるならウエ

イトレス)を観察して、自分をその役に注入してしまえばよいのですから。しかし、その役を演じ続けるにはコツが要ります。くりかえし練習することです。私は等身大の鏡の前で、決まったしぐさから表情まですべてメモを取りながら練習しました。表情を完璧にしたいときは首から上だけが映る鏡の前で練習しました。ときには、テープレコーダーを使って、抑揚や速さを含めて発声の練習をしました。熱心な役者がそうであるように、全体練習の前に私はかなり自分の役の練習をしました。演劇仲間は私の役作りに的確な助言をくれ、私は自分をまったく新しいものに作り変えていきました。役作りと同じことが人とつき合う際にも応用できるはずです。

　アスピーによくわかる例を使って、「習うより慣れろ」、何度も練習すれば完全にできるようになると励まし、次にその練習の成果を生かす場面を作ってあげてください。次のような考え方をアスピーに勧めてもよいでしょう。

- 一緒に取り組んでくれる家族とソーシャルスキルを使うロールプレイをしなさい。アスピー自身にどこまでできたらOKという基準と役割、場面設定(パーティ、仕事の面接など)を決めさせ、家族に必要な役割(パーティのもてなし側、上司など)を演じてもらいます。できるだけいろいろな場面のシナリオに取り組み、場面によって相手に対する態度に大きな違い、小さな違いのあることをアスピーに実感してもらいます。権力者、魅力的だと思っている人、偶然会った友だち、知り合ったばかりの友だちなど、相手が変わるとこちらのふるまい方も変わります。

- 言葉を使わないしぐさの一般的な意味をたくさん覚えなさい。ASは感情や表情、ボディ・ランゲージをあまりうまく読めないので、しぐさの意味を知ることはとても大事です。私はいくつか言葉を使わないコミュニケーションのクラスを大学でとり、新しいしぐさを学ぶたびの「あー、そうだったのか」体験をけっして忘れません。言葉を使わないコミュニケーションについての本はすべてのアスピーの必需品です。そんな本がなければ、もっとも一般的なボディ・ランゲージや表情や音声(ぶーぶー言ったり、ため息をついたりなど)

のリストを作るか、あなたが教えるだけでもいいかもしれません。
- 感情を表すサインをできるだけうまく覚えましょう。私たちの多くにとってはグレイゾーンであり、人間観察のとてもうまい人でもときには感情の解釈を誤ることがあります。「きみの奥さんはどうして泣いているのかい？」と聞いてごらんなさい。たいていの男にはわかりません。でも、一般的なことならASも学べます。たとえば涙は悲しみを示すことが多いが、大きな喜びを示すこともあります。感情を表すサインをASに教えるとき、会話の前後関係そのものが、どんな感情のサインが含まれているかを理解する手がかりになることを伝えてください。たとえば犬が車にひかれたと話しながら泣いている人がいたら、それは悲しみの涙に違いありません。冗談を言いながら泣いていたら、うれしい涙でしょう。
- 最近流行っている言葉や言い回しの意味を知っておきましょう。しかし、誰でもその言葉を使えるかどうかは要注意事項です。また地球上のある地域に住む人、ある民族に属する人は同じグループに属する人とそれ以外の人に対して異なる呼び方をする例がありますから。
- どんな言葉や振る舞いがどんな状況やどんな人に対してふさわしいかはっきり知っておきましょう。長年の友人や同僚に話しかけるときと、着任早々の、旧式を好む上司に話しかけるときとでは違うのがその例です。ASにとってこれをおぼえるのはとても難しく、不可能に思えるならば、いつ、誰に対して自己開示するかについて検討したほうがいいかもしれません。

ステップ5：経験を評価する

　ASにとって自己認識はとても難しいものです。メタ認知（自分自身の心理過程の認知・認識）と自己認識のスキルは多くの人にとっても容易に身に就くものではありませんが、特に心の理論をもっていない人たちには手に入れにくいものです。自分は何者か、自分は何をしているのかについて私が考えられるようになったのは、ただ自分自身を学問の対象として理論的に見られたからです。言いかえれば、数学者が複雑な数学の問題の解き方を学ぶように私自身の理解の仕方を学んだのです。誰かの生活全体を客観的に評価することはとても難しいでしょう。ですから、

誰か他の人がアスピーの自己評価を手伝うことを勧めます。今日まで私は習慣的に、家族か親しい友人にくりかえし、私がどう行動したかを再現して見てもらっています。できるだけ正確にその場にいた人全員の行動を私が再現するのですが、私のエコラリア（他人の話す言葉を機械的にくり返す傾向）がここでは役に立ちます。交流したグループにいた人ひとり一人を私が演じます。そして再現が終わったとき、どこで私がしくじったか教えてもらいます。相手のどんなしぐさを見落としたか、うまくいくためには何をすればいいか教えてもらいます。人づき合いについて学ぶときは家族や同僚に頼りきっているので、自分の行動評価は自分でしようとしています。つき合いがうまくいったかの判断に次のような質問を使っています。

- □自分の会話が他の人たちの会話とつながっていたか？
- □その場の話題に加わったか、それとも自分好みの話題を持ち出したか？
- □人を困らせたり、不適切なことを言ったりしたか？
- □ほかの人が話している最中に自分も話し始めたか？ それとも自分の番になるのを待ったか？
- □しっかりアイコンタクトしたか？ それとも相手の顔をじっと見たり、何度も目をそらしたりしたか？
- □もじもじしたり、両手をこすり合わせたり、話を止めたりしたか？
- □声の調子が一本調子だったか、それとも抑揚や速さを適切に変えることができたか？
- □相手との距離が近すぎたり、遠すぎたりしたか？
- □私自身が笑い、会話を楽しんだか？ それともとても辛かったか？ もしそうなら、これから辛い思いをしないために何ができるか？

この自分への質問表は人づき合いという私の個人的な問題に取り組むために作ったものですが、この問題はほとんどのASに共通しています。あなたの支援しているASにこの質問に答えてみるように勧めてください。そして、そのASにとって難しいことが他にあれば、それを質問に加

えるよう勧めてください。

　日に日に人の中へ出ていくのが楽になっています。これまで不測の事態や人づき合いの難しさにどう対処したらいいか必死に考えてきましたから、どんな事態が起きると私が神経過敏になるか、だいたい予測できるようになりました。私が懸命に防ごうとしているのは神経過敏によって引き起こされる人前での失敗です。危険なほど近づいたかなと思ったら、私は自分の体に聞いてみます。たとえば、呼吸と心拍を測ります。自分の声の大きさに耳を傾けます。呼吸しているか確かめます（不安で呼吸を忘れるアスピーがたくさんいます）。自分で判断して赤信号なら（心拍数がとても多い、声がとても大きく早口、呼吸を止めていた）、私は真空領域に消えてしまいそうになっていることがわかります。人づき合いの不安を減らすために、私はバイオフィードバックを利用し、私が苦しんでいたら、仲間に落ち着かせてもらうか、その場面でどう行動したらいいかのヒントを耳元でささやいてもらいます。

　私は以前、新しい人たちと出会う場にどんどん出ていって、自分がASであることを克服しようとしていました。ピカピカのNTになってほかの人たちと笑いあい、人生を楽しもうと思っていたのです。もうそんなことは考えていません。今の私がNTに近いとしても、AS的特徴をすべて消そうとは思っていません。この現実に十分満足しています。世の中に同化したいと思って洗い流してしまった、いとしいAS的部分を懐かしむほどです。最近は、すべてのパーティに出なくてもいいと自分に言い聞かせて、欠席する許可を自分に与えるようになりました。自分がなんとかうまくやっていける小さな集まりでさえ出ないことがあります。かんたんに言うと、自分の限界を受け入れられるようになったのです。後悔もしていません。招待を断ったら自分に小さなご褒美をあげます。それは、ひとりの時間です。両親が思っていたより私はうまく人づき合いができるようになりました。でも何より好きなのはよい本を読む時間、コンピュータに向かう時間、馬や子どもたちと過ごす時間です。それで問題ありませんよね。

第11章
友だち作りは簡単じゃない

PJ・ヒューズ

ルーク・ベアドンから

　PJ はこの章で「なぜ私のことが気に入っているのか？」と私に聞かれたことを取り上げていますが、実はこの質問を AS の友だちによくします。その答えがあまりに多様なので興味深いのです。NT にいつも心に留めておいてほしいのは、友情についての考え方は人それぞれだということです。でも二つの共通点があることに気がつきました。友だちはとてもよく相手のことを理解しているということ（その中には AS の理解も含まれることがあります）と特別な興味関心を共有しているということです。前者は NT の関係にも通じるところがあり、相互理解が関係を深め、維持するための強い要因になっています。後者も NT の関係に見られますが、AS に比べるとさほど重要ではないように私には思えます。このことから私は、NT が AS を支援しようとするとき、NT がよいと思う関係を勧めるのではなく、AS の考え方を尊重してほしいと思っています。大事なのは何に基づいているかではなくて関係そのものですから。「ふつうの」行動について PJ は私にこう言ったことがあります。鋭い指摘です。「私の行動は私にとってはまったくふつうなんです。私には他の人が変わっているんです」

まえがき

　私は1999年にアスペルガー症候群と診断されました。全くの偶然でした。父がロンドンの病院で内装の仕事をしていて、精神科医に私のことを話したのがきっかけです。その精神科医はいくつか質問して、診断を受けるようにとありがたいアドバイスをくれたのです。

私にとって難しいことのひとつに友だち作りがあります。理由は様々です。私の友だちはじっとしている傾向がとても強く、パブに出かけたり、一緒にどこかに足を延ばしたりということはあまりありません。全くないわけではありませんが。私は短時間なら他の人たちとうまく過ごせます。一度に2, 3時間でしょうか。私はもともとひとりが好きですし、それ以上長く一緒にいると不安になったり、とても疲れたりするので、このくらいの時間がいいようです。実際にはこのようなつき合いを友情とは呼ばないでしょう。私自身、他の呼び方がいいと思っています。知人、あるいは友人と知人の中間はどうでしょう。正直なところ、私にはわかりません。他の関係と同様に、私がうまくやっていける人もいるし、やっていけない人もいます。その中間の人もいます。友人とは何か、私なりの考えがありますが、この考えにはぴったり当てはまる友人は私にはいないようです。

　友情を説明するためには友人とは何かを定義しなくてはなりません。アトウッドも『ガイドブック　アスペルガー症候群』(1999年東京書籍刊)でこのことについて書いています。答えは単純ではありません。友人、知人などを集団として、大きな枠組みで考えるときには特にそうです。友情に含まれる要素は、お互い仲良くし、親切にし、何らかの形で話し合ったり議論したりし、妥協をいとわないこと、あるいはそこに至る過程でしょうか。もし私がそう考えていれば、きっと私の周りには友人がいたでしょう。何かの活動に参加することも友人作りの助けになります。他のメンバーが同じ目的をもっていたら一緒に活動することもうまくいくでしょう。他の人を好きになるにはさまざまなレベルがあるので、親しい人同士のグループができます。これが対人スペースでの円のイメージにつながります。大まかに言うと、自分の心と体を中心とする円が広がって、誰かのスペースまで届きます。その人の心と体を中心とするスペースです。それらの間には、誰かにとっての安心スペースや共有のスペースなどがあります。

　私が本を書いていた時、シェフィールド・ハラム大学のルーク・ベア

ドン主任講師とは数え切れないほど話し合いをしました。この章は共著の予定でしたが、都合により私が書きベアドンが編集を手伝うことになりました。話し合いの途中、ベアドンが私に「なぜぼくのことが気に入っているのか」とたずねました。その時彼の顔は私ではなくよそを向いていた記憶があります。答のひとつは彼が自閉症スペクトラムを理解しているからでした。この理解は役に立ちますが、いつもとはかぎりません。他にも要因があると思います。私は人に慣れるのにとても時間がかかります。そのためなかなか友人ができません。例外的にとても実りある友情が生まれることもありますが。もうひとつ、私が「信頼ゾーン」と呼んでいるものがあります。このゾーンに入れる人はほとんどいません。多くの点で私の信頼を得なくてはならないからです。どんな点かというと説明するのが難しくて、私には定義できません。ただ、自閉症スペクトラムをちゃんと理解していることは欠かせません。家族を悪く言うつもりはありませんが、正直なところ家族はこの診断に納得していません。全く違うと思っています。一般的に言って私は人に慣れるのに時間がかかります。これは友人を作るのが簡単じゃないということです。だれかを友人と呼べるまでには時間がかかります。

　この章では友人作りがどんなふうに難しいか詳しく述べます。大事なことがたくさんあるので、自分のことを中心に書いていきます。ある意味、きわめて自己中心的です。しかし、実生活では私は自分中心だとか、自分勝手だとかいうことはありません。表現上の問題です。

歴史

　振り返ると、私の友人関係はその時々だけの、かなり短期間のもののように思われます。同級生とは連絡を取っていませんが、ときどき会う人が二人、あるいは三人います。どちらも大学の時に一緒だった人です。実際に長くつき合ってきた家族の友人を別にすれば（だいたいそれは両親の友人ですが）、私は子ども時代からの知り合いとは誰ともつき合いがありません。そもそも友情というものがあまり身近でないので、親しい

友人とも少し距離を置くことがよくあります。私の友人関係は４つの分野に分かれます。スポーツ、語学、学校、そして自閉症関連です。

　私は今までたくさんのスポーツをしてきました。危険な部類に入るものもあります。高校までにしたのはクリケット、武道（柔道と少林寺拳法）、１チーム15人のアマチュアラグビー、サッカー、水泳です。大学では武術（洪家拳カンフーと柔術）と１チーム13人のラグビーリーグを始めました。その後、太極拳（今まで３つの式を習得しました）、ランニング、ウエイトリフティングにも手を出しました。今やっているのは太極拳（陽式と李式は既に習い、今は呉式です）とウォーキングです。仕事など、現在の移動範囲は徒歩圏内です。

　スポーツ以外では外国語に興味があります。特にイタリア語とスペイン語です。夜間コースや言語クラブで学んできました。何が取れるかによって夜間コースに通ったり、言語クラブは可能なときは出席したりしてきました。スペイン語クラブは今ありません。今探しているのは学習パートナーです。違う母国語をもつ二人がお互いの言語を学びあうという目的で一緒に練習するのです。イタリア語とスペイン語の適当なペンフレンドも探しています。

　診断を受けてから大学でさまざまなコースを聴講しました。ほとんどのコースは自分の楽しみのためですから試験を受けるプレッシャーはありません。唯一の例外は自閉症に関することですが、それについては後で書きます。今、言語を学んでいるのはさっき述べたとおりです。イタリア語とスペイン語は勉強した年に GCSE (General Certificate of Secondary Education 一般中等教育修了証）で A をとりました。この二つの言語は OCN (Open Campus Network) の５年目にとりました。程度はレベル３です。上級レベルの映画研究と音楽を取り、成績は両方とも C でした。このような活動をしていると友だちや知り合いを作るのにある程度役に立ちます。知り合いレベルの方が多いです。

　自閉症は私が今情熱をかけて取り組んでいるものです。何かに夢中になることがこの障害の本質なのですから、特に驚くことでもないでしょ

う。この問題についてのコースはいくつかあります。心理学のように独立した単位のものもあれば、（自閉症スペクトラムそのものの）研究科もあります。研究科には二つの形態があります。講義形式で、支援者のように科学者でない人向けのものと、もうひとつは、関連分野の研究をまとめ論文などにして学位を取る (research degree) ものです。現在、私はアスペルガー症候群に関する研究科修了証をもっています。修士に進みたいと思っていますが、費用をどうするかで困っています。また、この障害の科学的な側面も見ていきたいと思っています。そうすれば、3つの主要な分野について基礎知識をもてるからです。可能な限り、シェフィールドのアスペルガーソーシャルグループに参加するようにしています。できるだけ会員に会って話をします。ボウリングや映画や、パブなどに行きました。

　診断後に受けた教育の中で、多くの人に会い、ある程度の友だちにはなりました。それほど深いとはいえないでしょうが確かに友だちにもなりました。長続きするかどうかは時間がたってみないとわかりません。自閉症について多くの活動をしているので名前が知られるでしょうし、私も他の人を知るでしょう。ここで仕事を通じて友人になった人のことを書いておいたほうがいいでしょう。これも友情の一形態だと考えられるので、この時点では「ネットワーキング」という言葉を使っておきます。

　ひとりでやっていることもたくさんあります。正直なところ、これが私にとっては一番自然です。私は映画と音楽が大好きです。映画の見られるところにいれば欠かさず毎週映画館に行きます。一日に2本、ひょっとしたら3本見ることでも有名です。そう言いながら、ラジオにも夢中です。いくつかの学生ラジオ局の番組に出たり、裏方をやったりしています。つけ加えて言うなら、買い物や家事のような雑用はひとりで、日課の一部としてやっています。

　ときどきパブやクラブにだって行きます。大学生の時には毎週金曜日の夜に学生ユニオンに行くのが決まりでしたが、今はシェフィールドのパブに友だちに会いに行くことがあります。前の仕事をしているときに

ロックミュージックのクラブに数回行きました。今このような形で友人に会うことはありません。大学の演劇部と一緒に舞台に何度か立ちました。15年のブランクを経て、もう一度ステージに立ちたいと思っています。ギターとクラリネットが弾けるので、それもいかせればいいと思います。うまくいけば演奏家に戻れます。イタリア語クラスの友人と何度かレッド・ゼッペリンのコピーバンドを聞きに行ったことがあります。

同僚との関係が私生活にまで及ぶことはめったにありません。私は二つを一緒にしたくないのです。一緒にするのがたまらなく嫌だというのではなく、どちらかというと仕事とプライベートは別にしておきたいのです。シェフィールドの障害者団体や公的支援ネットワークなどでの役割をとおして仕事関連の友人ができました。

私の好きな友情の形とは

今のところ、その答えはまとまっていません。もっと定期的に人と会いたいと思う時もあるし、ひとりになりたいと思う時もあります。短時間なら人といるのは楽です。私が友人を細かく分類してつき合っているのは、たぶんこういう理由からでしょう。悪気はないのですが、そのほうが私にとっては楽だし自然なのです。友だちづきあいはストレスでもあります。友だちが欲しい時期もありましたが、今はそんな気持ちはあせました。友だち作りはやっぱり難しいというのが理由です。今やっている趣味で満足だし、幸せな気分になれます。友情を育てたいと思ったときもありましたが、どうしたらいいのかはっきりわからないままです。これはイライラするし、そのイライラがときには表に出ます。何をしたらよいのかちゃんとわかっていないことが原因でした。

自閉症スペクトラムの人の援助プランについては知っています。この考え方は素晴らしいのですが、私個人としてはピンときません。私には他の趣味があり、ひとりのほうがいいという思いがあるからでしょう。しかし、私にも例外やその時々の変化があります。前にも書いたように私は変化を感じています。今までに勉強した外国語（イタリア語とスペ

イン語)を使うペンフレンドや学習パートナーを探していると書きました。今のところうまくいっていませんが、まだあきらめていません。このひとつのことに集中するところこそ私の自閉症スペクトラムを表していると言えるでしょう。

　どんな形を取ろうとも援助プランは重要で役に立つと確信しています。そして、目的に沿って賢く使わなければならないとも思っています。その人の安全のためだけでなく、当事者にとって役に立つかどうかが決まるからです。一見自閉症とは思えない行動をとる人がいます。周囲に奇異な印象をもたれても人前で活発にふるまう自閉症の人がいたり、友だちが欲しくてたまないのに難しい人がいたりします。どちらにも人間関係で疎外される危険があります。ある意味、私もそうでした。こんなとき支援プランが輝くのです。周囲の人(家族など)は友人を見つけてほしいと思っているのに、本人はひとりになりたいということがあります。周囲に人に私はこう言いたい。なぜ友だちを作れと強制するのでしょうか。ソーシャルスキルが仕事の場面でも役に立つだろう(実際役に立ちます)ということは認めますが、それなりの場面に遭遇してこそもっとも役に立つのです。

一般的な考え方

　シェフィールドで私の支援をしてくれている女性のひとりが余暇グループを立ち上げました。構造は他のさまざまな自閉症グループとかなりよく似ています。私の経験からよいアイデアはないかと彼女に聞かれました。私たちは「自然の成り行き」で人とつき合うことはないので、率先して社交の場を作ろうとするのはいいことです。活動の詳細は、何をするか(たとえばボウリング)から、何を着ていくかを経て、場所、経費を決めることにまで至ります。正直に言うと、私には経験済の活動だったのであまり役に立ちませんが、人とのつき合いを望む人が活動的になる動機づけとしては有効でしょう。もちろん、自閉症スペクトラムは大いに個人差があります。私には多くの経験があるので、アドバイス

が他の人の役に立つことを期待しています。他にも社会的活動を含むグループがあり、どこかで英国自閉症協会とつながっています。対人スキルを身につけたいと願っている人たちにはこのようなグループが役に立つと信じています。

　振り返れば、私はずっと対人スキルを身につけるよう言われてきました。困ったことに私には必ずしもその必要を感じていません。この点については一般論としてもう触れました。問題はそれが誰の利益になるか（親それとも本人）です。本人が友だちを欲しがっていないのに、どうして強制できますか。もし本人が望んでいたら、どんな方法、どんな形で勧めたらいいですか。たとえばその人がサッカー（他のスポーツでも何でもいいのですが）が好きなら、どうしたらそこから友情が生まれますか。スポーツを実際にするのは役に立たないかもしれませんが、試合見物は役に立つかもしれません。どんな状況がいいのかは本当にその人次第です。要は自閉症をもつ本人の幸せです。ひとりが好きならそうさせなさい。友人を求めているなら役に立つ方法を探す価値があります。これについてはすでに考えをいくつか書きました。

　「不測の事態への対処」と私が位置づける対人関係上の経験がたくさんあります。「不測」と感じるのは、私の対人スキルが他の人とまったく同じではないとわかったからです。当時は自閉症スペクトラムのことを知らなかったので、自分では不自然と思いながらも、役に立つと感じる活動を実行しました。私が言っているのは、その重要性もわからず、たまたま採用した手段のことです。演劇部やラジオ、大学でのラグビーリーグ、国防義勇予備軍（志願制）に9年いたことなどです。アスペルガー症候群のことを知っていたら、それらの活動も違ったものになっていたでしょう。診断を受けて多くの謎が解けました。これからの人生の多くの場面でこれが有利に働くでしょう。

　私がひとつのものに夢中になることは前にも触れました。この傾向は友人作りや仕事で大きな実りを産むと私は信じています。友だちを作る土台になるからです。たとえば先に書いたように私は言語に興味があり

ます。だからペンフレンドや一緒に勉強するパートナーを求めているのです。

これに続くのが結婚と子育てでしょう。これは私にとって友情と同じようなもので、それを望むかどうかは時期によって変わりました。私にふさわしい女性を見つけるだけでも十分難題なので、結婚や子どもについて今心配する必要はありません。一般に対人関係は多くの危険を伴うので、深い人間関係を築いていくことは骨が折れるかもしれません。あり得ないと言っているのではありませんが、NTの人たちが考えている人間関係とは違うものになるでしょう。

個人的に言えば、私には安心感と自分のスペースが必要です。基本的に安全と感じられる場所のことです。それがあれば信頼と快適ゾーンを作りだすことができます。このゾーンに入っていくことは時間と労力が大いに必要です。これまでつき合った人たちには失礼な言い方かもしれませんが、私が今まで作り上げた友情は、真の友情というより知り合いと言ったほうがいいようです。

研究科の修了論文ではアスペルガー症候群が人間関係に与える潜在的問題について書きました。人とかかわるときには考えることが山ほどありますから、このテーマは友情形成とぴったり重なります。他の事柄とも大いに関連しそうです。とりわけ、ある種の音と光は自閉症スペクトラムの人にとってやっかいです。子どもの時のことですが、私は特にカミナリと犬の鳴き声がだめでした。感覚上の問題は本当に大変なのです。「レインマン」という映画にその例があります。この映画はフィクションですが、例としてとても役に立つと私は思います。たとえば、映画の最後にレイモンドが台所で料理をしていると火災報知機が鳴ります。これをパブで流れる音楽に例えれば、どんなに騒々しいかわかるでしょう。同じく、レイモンドが弟のガールフレンドとエレベーターの中で踊っているとき、「きみのキスはぬれているね」と言います。人に触れたときに実際に起こる問題なので、この場面が私は面白いと思いました。この映画は障害の参考にはなりますが、ほんの一例であって全体像ではありま

せん。私が話すとき、講義であれ、スピーチであれ、おしゃべりであれ、この点はいくら強調しても足りません。私も一例にすぎないのです。残念ながら、この障害の代表、典型というものはありません。

　友情を一般的に説明したとしても、実際に友人を作り、友情を維持するのは簡単ではないとわかります。私の生活に人はめったに入って来ないので、どうやって知り合うかも難しいです。人前ではいつもうまくことを運ばなくてはならないと思うと不安になることがあります。他のことと同様に、これにも例外はあるでしょう。例外の目星はつきます。でも他の要素もイライラをうむのです。たとえば、好意をもった女性に話しかけているとき、ここではどうふるまったらいいのかと、決まりごとで爆発しそうになることがあります。あいまいな言い方をしたほうがいいのか、二つの道のどちらを選んだらいいか、パニックになりそうです。

　今まで、友だちになる可能性のある人を見逃したことがあるでしょうか。多分あるでしょう。今までの人生を振り返ると、何回かは話が盛り上がったことがあります。困ったことにその時は気づかなかったのです。

　誕生日やクリスマスはどうでしょう。子どもの頃、誕生日のパーティを開いたり、クリスマスに集まったりしました。大人になるにつれて、クリスマスは重荷になりました。人とのかかわりが憂うつで、この時期はできるだけ静かに過ごそうとしています。もう長いこと誕生日のお祝いは避けていました。最近はごく少数の友人を招待して食事に出かけています。同じレストランに同じ時刻、今のところ友人といえる同じメンバーです。今のところ、誕生日の前の土曜日、午後2時半集合です。1968年の10月生まれです。40歳になったらもっと意義深い集まりができそうですが（それからの10年間同じようなことをしそうです）、まだ考えるには早すぎます。

　友だち作りで直面する危険は何でしょう。数え切れないほどありますが、他の人の目にははっきりと見えないでしょうが、この障害を主観的、客観的に知っている人の目にはきっとよく見えるでしょう。研究科の時に書いたのはアスペルガーの人が人間関係で直面する危険についてでし

た。重なり合いますから、友だち作りにも当てはまります。

　どうやって自然に他の人とかかわるかを考えなくてはならないだけでなく、感覚上の問題、他の人と一緒にいるときの日常の決まりごと、かかわり方、柔軟性についても考えなくてはなりません。私は人とかかわることは完全にできますが、その人の後ろにある多彩な活動やその人個人とつながりをもとうとするとずっと難しくなります。私自身も集中して臨みますが、私の気持ちをわかってくれる人たちが手助けしてくれるでしょう。人との会話やさまざまな授業の時、まわりの音がうるさく聞き取れないのですが、これは感覚器の問題だけではなく、情報過多なのです。

　認知の障害（心の理論、統合、実行機能）がいつも足を引っ張るわけではありませんが、場合によってはそうです。私は自然に人に合わせられないので、相手が積極的に(心の理論を使って)助けようとしていても、それに気づくとはかぎりません。これには非常にいらいらします。周囲にとても多くの動きがあって相手とのやり取りそのものに集中するのが難しいことがあります（統合）。さらに、ものごとが予定通りにいかないとき、私はその場でどんな選択をすればいいのでしょうか（実行機能）。これでは友だちができないもの無理はありません。

第12章
私の経験した人間関係、それから学んだこと

ヴィッキー・ブリス

ルーク・ベアドンから
　ヴィッキーの文体は魅力的で、ユーモアに富んでいます。すぐにでも一冊の本になるほどこの章には豊かな内容が含まれています。ヴィッキーはストレスに対抗するひとつの手段としてアルコールを使ったと書いています。このこと自体は最善とは言えないかもしれませんが、誰もが対抗する手段を必要としていることは注目に値します。その中には素(す)の自分でいる時間も含まれます。その場をなんとかやり過ごすためにASが見せかけの態度をとり、素の自分でいる時間をほとんどもてないというのはよくあることです。NTの目にどう映ろうとも、心の安定をもたらす活動や動作に浸る機会をもつことはとても大事です。その行動が危険でない限り、受け入れることが重要です。その人のまわりにしっかりした境界がある限り、ほとんどの行動は全く問題ありません。そして、仕事場であれ、家庭であれ、公共の場であれ、そのような境界が機能するか、必要な行動をする機会をもてるかは結局NTにかかっているのです。

　私はこれまでの40数年間に人間関係で失敗も成功も経験しました。それを個人的な視点から書こうと思います。ごく最近、子どもの頃の記憶の断片をつなぎ合わせ、どうやら自閉症に近かったようだと自己診断しました。この章では私の経験したさまざまな出来事のあらましを紹介し、これまで人間関係によって私がどんなふうに助けられ、そしてもっと重要なこととして、私の社会理解がどんなふうに成長したかを書き留めたいと思っています。

よくよく考えてみるに、私は小学校入学以前からかなり自閉症的思考と行動をしていました。5歳で小学校に入ったときから、他の子どもたちの行動をまねて、変人と思われないようになんとかしのぎ、それが18歳で大学に入るまで続きました。大学に入って、小さな町と家族の中にあった安らぎや決まりきった日常がなくなると、私はすぐにアルコールに（それも大量の）頼り始めました。その目的は、(a) 他の学生と同じように自分を愚かしくすること、(b) 人間関係での不安を和らげること、(c) 奇妙な行動をとっても周りの人に納得してもらえる言い訳を自分に与えることでした。

　神さまのおかげか運命のいたずらか、なんとか学士号を手に入れて（おかしなことにアルコールよりアカデミックで優等生とは）、初めての職に就きました。なんとそれは広い個人用事務所をもつ、知的障害の人たちのために働くソーシャルワーカーでした。どんな仕事なのか見当もつきませんでしたが、事務所は本当に素晴らしくて、そこに座っているだけで給料をもらえるので私はとても幸せでした。6年後、「大学に戻って臨床心理士なる」という高い志のもと、荷物をまとめて誰ひとり知る人のいない大都市に向かいました。正気の人間のすることではありませんね。そこから事態は悪化し始めます。

　騒々しく、忙しく、金のかかる街で、収入も友だちもなく過ごしました。悲しいことに大学にも戻れませんでした。兄が毎月送金してくれたので何とか半年を過ごし、またソーシャルワーカーとして働き始めました。自分の生活を守るために果たすべき役割と従うべきルールだけはもっていましたが、兄に金は返さず、臨床心理学を勉強するために大学に行くこともありませんでした。数年ソーシャルワーカーとして働き、小さなコミュニティに基盤を置く知的障害の人向けサービスの地区責任者になりました。75万ドルの予算を管理し、45人のスタッフを束ね、30人の知的障害をもつ成人を支援しました。自分の小切手帳の帳尻が合わず、対人関係の手がかりは見逃すほうが多く、光も音も人間も嫌いで、かなり気難しい人間がこんな仕事をするとは本当に面白い展開です。

２、３年この仕事をして、ついに大学でカウンセリング心理学を学べることになりました。また引っ越して、家賃を払うために３つのアルバイトを見つけました。大学に私を雇うよう説得して授業料をただにしてもらい、心理学の勉強を始めました。母が同居して私の支えになってくれたので、私は何かの活動に熱中して駆けずり回ることはありませんでした。私はうつ状態で、不安症で、心気症で、強迫神経症と診断されました。婚約し、途方もない計画をたくさん立てました。とてもやせて躁状態になり、身が軽く、４つのアルバイトとフルタイムの学生をこなしていました。何人かのセラピストとも知り合いになりました。私は抗うつ薬プロザックを処方され、それを服用したのが原因で、２倍も３倍も努力しないと普通にしていられませんでした。治療が必要な頭のいかれた奴と思われたくなかったのです。薬をやめるともっと躁状態になりました。おかしなことに、同居している母の体重も減りました。自分の娘が壊れていくのを見ながら、母はどんな思いで過ごしていたのでしょう。

　３年の博士課程を２年半で終えて（なんて私はせっかちなんでしょう！）、２週間の休暇を取りイギリスの伯父家族に会いに行きました。そして、不幸なことに、どうにもならない恋に落ちてしまったのです、その土地に。帰国しても落ち着かず、８ヵ月もしないうちにイギリスのマンチェスターに職を確保しました。持ち物のほとんどを売り払い、残りは６つの箱に詰めて大西洋を越えました。何と思慮のないことをしたと思うかもしれませんが、その時は家族やペットや一握りの友人と離れることに何の苦痛も感じなかったのです。そして、５千マイル離れた、ほとんど知り合いのいない、異文化圏に飛び込むことができたのです。

　当然のことながら動揺しました。二つの文化の間にはかなりの違いがあるのに、それを想像したり、そのために何か計画を立てたりしていなかったのですから。幸い、伯父、伯母、いとこの多くが近くに住んでいたので、私がその辛い時期を乗り越えるのを助けてもらい、十分な量のアルコールも差し入れてもらいました。とても協力的で親切な人たちと一緒のチームで働けたのも幸運でした。私の言動が風変わりなのはアメ

リカ人のせいだと思ってもらえたので、イギリスのチームで働くのはずっと楽でした。ある意味、私は変人であることを求められ、人前でどう行動したらいいか、私にどうしてほしいのか、あれこれ質問してもまったくOKでした。振り返るとイギリスで落ち着いて暮せたのはこれが大きかったと思います。ちょっと変わっているけど同時に調和していたのです。

それからずっとここにいます。2年間だけのつもりでしたがもう17年になります。どうしようもなく、この国とどういうわけか社会の本流になじめない人たちが大好きです。私も社会の本流になじめず、「普通の」暮らしはいろいろなところで私を避けています。もう若くないし偏ったところがあるので、自分の行動が「常識にかなっている」か、「ちゃんとした服装をしている」か、「重要人物たちとしっくりいっている」かなんて気にしません。

これが私のお話しする人間関係の背景です。私の人間関係の大部分は、私という人間を知る手がかりとして、あるいは混乱した生活の中で私をしっかり捕まえていてくれるものとして必要でしたが、中には取るに足りないものや危険なものもあれば、ひとつやふたつ、救いようのないものもありました。

子どもの時の人間関係

子どもの時から私には自分の流儀がありました。私は自分の身の回りの出来事を理解し、予測するため、たくさんのルールを作りました。このルールに照らして私は正しく、私と同じように考え行動しない人たちは間違っていると思って疑いませんでした。その人たちもルールを知りたいだろうと思い、「あなたたちは間違っている。正しいのは私よ」といつも言い、彼らが浮かべる表情が私の正しさを証明していると信じていました。他の子はみんな非論理的で私ほど頭がよくないと思っていたのです。自分たちが間違っている、あるいは頭が悪いとわかって動揺しているのだろうと私は思っていました。私の言葉に戸惑っているとは思

いもしませんでした。教えてあげるのが自分の任務だと思っていました。私が強い口調でひどいことを言った時、私の母は怒ったり取り乱したりせずに状況を説明しようとしていました。これには少し助けられました。信頼する、物知りの母がそう言うのだから私が何か間違ったことを言ったのだろうと納得したものです。母に言われれば謝りもしましたが、後で「やっぱり何が何だかわからない」と母に言うしかありませんでした。「わからないでしょうね。だいたいのことはわからないものよ」と母は常々言っていたので気が楽になりました。母は私の話を本当によく聞いてくれる初めての人だったので、とても助かりました。

　小学校低学年の時、自由時間はとても気楽でした。遊びの時は他の子どもが私のまわりに集まってきました。ブランコに乗ったり、縄跳びをしたり、回転遊具（イギリスではラウンドアバウトと呼ぶのでしょうか）で遊んだりしましたが、私のお気にいりはカウボーイとインディアンごっこでした。私は『ボナンザ』（アメリカのテレビの西部劇）に夢中で、中でもカートライト兄弟の末っ子リトル・ジョーとそのまだら馬が大好きでした。休み時間、いつも私はリトル・ジョーで他の子どもたちにはインディアン役をさせました。回転遊具のまわりを追いかけては投げ縄で捕まえ、歓声をあげるゲーム以外面白いとは思いませんでした。多くの子どもは加わるより見ているだけでしたが、それが変だとはちっとも思いませんでした。

　その頃の私にとって、人間関係とは人をものとして使うこと、つまり目的のための手段でした。他の子どもたちは私の必要を満たしてくれればOKだったのです。縄を回すのにもうひとり欲しい、リトル・ジョー役の私を追いかける人が欲しい、宿題を教えてくれる人が欲しい。そんな時に誰かがいると重宝しました。どんなふうにすればいいのかお手本が欲しいときにも役立ちました。まわりの人が私をどう思っているかなんてわかりませんでした。NTの子どもにとって、ごく小さい頃の友だちとはどんなものなのか、人生の後半にさしかかった今でもわかりません。とても違うもののような気がしますが、私の場合と同じようなものかも

しれません。子どものとき、友だちや先生が私の役に立つことをしてくれたか思い出せません。私を教育してくれたのは母であり、父であり、兄弟でした。

　最初の学校の記憶は「自分がまったくものを知らない」という感覚でした。（この自己認識は私の習性となり、現在やっている問題解決型作業の基礎になっています。セラピーのときに私が本当によく相手の話を聞くと思われている理由の一つはこれだと思いますが、これはまた別の機会にお話しします）他の人たちが何をしているのか理解しようと、いつも人の言うことをよく聞き、人のすることをよく見、整理し、あれこれ考え、試し、実際には違うことをやらかしてしまうのでした。汗をかきながら（これは今でも）、情報に耳を澄まし、整理したものです。

　たとえばこんな場面を思い浮かべてください。7歳のヴィッキー、服はしわくちゃでよれよれ。その前に立つチェリーはかわいらしく、きちんとした格好で髪の毛も櫛でといてある。まわりを5,6人の女の子が取り囲む。ヴィッキーは頭をぐいと出し、目を細め、顔をしかめてチェリーをじっと見ているが、そのチェリーは話しながら向こうに行こうとする。

　「あなたって本当にバカね」笑いながら彼女は言う。「ソックスは合わせてはくものよ」ヴィッキーが頭の中で「はぁ？」と言っている間まわりは沈黙。あれこれ一生懸命考えながら、「何と？」と聞き返すと、チェリーも他の子も大笑い。ヴィッキーは大まじめに7歳の頭で大急ぎの情報処理につぐ情報処理をするがこの意味がわからない。チェリーは他の女の子たちと遊ぼうと駆け出すときになって、やっと「何と合わせるかって？ブラウスに決まってるじゃない」と大声で返し、ヴィッキーひとり置いてみんな行ってしまう。棒立ちのヴィッキー。悲しいともいじめられているとも思いませんでした。大切な何かを見落としている、それが見つかれば、チェリーは知っていて私は知らない「ルール」がわかるはずだと思っていました。

　何分間かぐったりするほど情報処理に精を出したにもかかわらず、このやり取りで少しも賢くなっていませんでした。でも、それを放っては

おきませんでした。私の病的な質問攻めにうんざりして頭を抱えた人の背中によじ登ってでも、その意味を追求するのが私のやり方でした。大人も子供もうんざりさせました。誰かが降参すれば次の犠牲者に同じことを聞き、なんとか「わからないゾーン」を脱出して自分が変わるための何かを見つけようと必死でした。

　私の執拗な質問の矛先が向かったのは母でした。私の一見脈絡のない、自分勝手な論理に満ちた質問についていかなければならなかったので母の脳の回路は曲がりくねるしかなく、私が母の脳の形をすっかり変えてしまったと今は思っています。

　「ママ」その日の夕方、お茶を一口飲むたびにたずねました。「ソックスは何と合わせるの？」その時は気がついていなかったのですが、父と話をしている途中だと言われました。母は思ったに違いありません、「この子の頭の中にはこんな質問がどれほど詰まっているいるのだろう、それをこれから先何年も聞かされることになるんだろう」と。

　「ええと、右と左じゃないの。ソックスは右と左で合わせるのよ」と言いました。

　「『合わせる』ってどういうこと？　そこがわからないの」

　「ソックスは二つで一組なの。同じ色と長さのものが二つで一組なの」

　母は腑に落ちない様子でした。それが適当に答えをとりつくろっているからか、他の理由からか私にはわかりませんでした。私は疑っていました。他に私の知らないことがあるはずだと。もっと聞くことになります。

　「ブラウスはどう？　ソックスはブラウスと合わせることになっているの？」

　「そうね。そんな法律は見たことないけど、ソックスとブラウスは合わせてもいいわねぇ。でも、合わせなくても全然問題ないのよ」

　なぜそんなことを聞くのとは母はたずねませんでした。母は私の「真理」追求にはついていけなかったようで、なぜそんなことを聞くのか知らないほうが幸せだとおぼろげにわかっていたに違いありません。とにかく、母はこの種の質問が次々と出てこないように神経をとがらせていました。

「これから、学校に行くときはソックスをブラウスと合わせることにする。もちろん、右と左も合わせるわ」私は宣言しました。このようにして、合わせることに気を病む日課が始まり、私は変人と思われるようになりました。チェリーには最初からわかっていたことで私が悩むなんて、なんて不公平なんでしょう。今なら、ソックスはブラウスと合わせることになっていると言ったのはチェリーの意地悪だったとわかります。私が社会の大事なルールを見落としてきたという心痛む思いはありますし、彼女はたぶん正しかったのでしょう。ソックスとブラウスのことは今でも注意していますが、自分の分はお構いなしです。チェリーが正しくて、ソックスとブラウスのことはみんなも知っているといけないので、人の分にはとても注意しています。私にとってこの一件は成長のための大きな一歩でしたが、チェリーがあの会話のもつ意味を考えたことがあったかどうかは疑問です。

　人々が毎日口にするさりげない言葉の数々のうち、どれに注意を払うべきなのか、どうやったらわかるのでしょうか。私は文字どおりすべてを真剣に受け止めようとし、そのため、負荷過剰になることがしばしばでした。融通がきかず、ガタが来ているハムスターの輪のようにキーキー音を立てていました。心のファイルを開き、山のようにたまったもののうち、あるものは捨て、あるものはふるいにかけて、この狂気じみた行為にやっとケリをつけるのです。私がどれだけのエネルギーを費やしていたか、情報を与えるためというよりただのおしゃべりで何か言う人に私がなぜ腹を立てるのか、周囲の人にはわからなかったでしょう。人の言うことの意味をすべて突き詰めようと私はすべての時間とエネルギーを使い、返事をしようとしたときには話は他に飛んでいて、私はただののろま、変人と思われて終わりでした。あるいは、ソックスの件同様に、みんなは愚にもつかないことを言い、私はそれをいっしょうけんめい理解しようとして、小さいことにこだわりすぎると責められるのでした。このことがどんなふうに幼い人間関係の発達を阻害したかはおわかりでしょう。私を助けてくれたのは、やはり家族の変わらぬ支援でした。い

つも私の質問に答えてくれました。兄たちと母はものごとを文脈で見ることを教えてくれて、情報を整理したり、覚えたり、使ったりがとてもとても楽になりました。

大人になってからの人間関係

子どものときにできた枠組みは大人になってからもそのままでした。私は相変わらず「ものを知らず」、相変わらず人の言うことを何でも真面目に受け取り、相変わらず情報を整理して、役に立つ結論にたどり着くための意味やつながり、傾向や構造をみつけようと必死でした。4年間の学士課程に進むためにサウスダコタ州ヤンクトンに引っ越すときになってやっと、母と話せば自分の考えや経験を生かすことができるということに気がつきました。

私は奨学金をもらってヤンクトン音楽学校でパーカッションを学びました。音楽こそ私の才能が発揮できるものでした。この学校に入ったことと、音楽を選んだことで私は救われました。多くの点でそう言えます。初めて家を離れて、音楽家たちの小さなグループに入ると、信じられないかもしれませんが、私以上の変人ばかりだったのです。ある女性と部屋をシェアしましたが、その人は見ているだけで楽しくなる人でした。変わった人でした。間違いなくカウボーイでした。今まで見たことのないような人でした。私は露骨に、あらゆる角度から彼女をじっと見つめていました。自分とはまったく違っていたからです。「彼女は私と違う」と、言うまでもない失礼な言葉をくり返し、すこし意地悪をしたかもしれません。約4週間部屋をシェアした後、彼女は（私の想像ですが）「牧場」へ帰っていきました。驚きませんでした。彼女は私と違ってここには合わないから。一応、筋が通っていると思いました。

出番はいつもバンドやオーケストラの一員としてでしたが、私は自分の演奏の素晴らしさに驚きました。でも、今振り返って、より正確に言うと、私の演奏を素晴らしいと思っていたのは私だけでした。まわりは音楽家たちで、社交的ではありません。一般社会で通用する行動を身に

つけようという気にはなりませんでしたが、私はその環境が気に入っていました。現実社会ではアルコールが必要でした。
　横柄で自己中心的な男性が私に興味をもちました。音楽学校の外の世界で経済学を学んでいる人でした。私に花を贈ってくれ、笑わせてくれたので（その人自身が楽しみたいだけなのだとそのうちわかるのですが）、きっと彼は私が好きなのだと思いました。彼のサークルの友人で、先生になる勉強をしている人を紹介してくれました。驚くなかれ、その女性は私の母と同じ脳みそをもっていたのです。もちろん「同じような」という意味ですが、その人は親切で愉快で、思慮深く、洞察に富む人で、とめどなく続く私の質問と観察にいやな顔をしませんでした。そして、この訳のわからない世の中とつき合う方法について、たくさんコーチしてくれました。「それくらいのこと、知っていなくちゃ」と言う代わりに、知らなくても頭がよく見える知恵を伝授してくれました。この二つは両立すると彼女は考えているようでした。それに、彼女はビールを飲みました。私は即座に変人たちとの音楽に見切りをつけ、専攻を初等教育に変えました。そうすれば新しいビール友だちを一緒にいられますから。
　私たちは笑い、大いに飲み、勉強し、いい関係でした。その時も今もですが、私が驚くのは、100％新しい興味に没頭してしまいたいという気持ちの強さでした。それまで人生で一番愛していた音楽を捨て、一度も振り返ることなく、新しい学問に打ち込み始めたのです。心理学、歴史、フランス語（アメリカのど真ん中で）、数学に。脳みそを貸してもらえる人を見つけていました。その人は私の面倒を見てくれ、他に人たちが私をバカにするのを許しませんでした。いつも彼女といたいと思いました。ボーイフレンドもいましたが、彼はつき合っている人と言うよりむしろ「もの」でした。ビールを買ってくれる「もの」でした。私って救いようがないほどロマンチックでしょ。
　誰かに向かって（相手の気持ちも考えず）間をおかずに話しかけるというのは私が大人になってから繰り返したパターンです。思い返すと、私には進化の段階がありました。最初はアイオワ州バトルクリークでの

幼児期と学校時代（その名の通りバトルの時代、全面的防戦態勢の段階）。大学時代を経て、実社会のクールで、大人っぽい職場で仕事をした時代。

　私は知的障害をもつ成人を担当するソーシャルワーカーとして雇われました。知的障害の人たちは本当に素晴らしい先生で、私は落ち着いて仕事ができました。私をありのまま受け入れてくれ、私の言ったことを深読みしたりせず、率直に意見を言ってくれました。うまくやっていくのに苦労はありませんでした。ロジャーは私のバンの運転が荒っぽいと思えば、降りたいとはっきり言いました。なんて素晴らしいんでしょう。親たちと話す時とは比べ物にならないほどエネルギーを使わず話ができました。

　私のひと月ほど後にシルヴィアが雇われ、その後の５年間シルヴィアの言葉が私にとっては神のお告げでした。助かったのは彼女がいつも冷静だったことです。いつも冷静で能力にあふれているように見えました。常に何をすべきか知っていて、私は安心していられました。誰が私に気があるか（私自身はそんなこと考えもしませんから）伝え、どうしたらビールを買ってきてもらえるか（私にはまったく縁のない役割演技（ロールプレイング）が必要で、お金も払わされましたが）を教えてくれました。彼女は上司たちの気分を私にわかるよう通訳し、身につけるべき情報を文脈で教えてくれました。また、私がしていることの中でどれが正しいか教えてくれました（私は自分の行動が他の人にどんな影響を与えているかいつも気がついているわけではありませんから）。シルヴィアは具体的な例で説明してくれました。「あなたがマネージャーに、バンの運転手をクビにしたのは会社のモットーの『人を最優先する』に反するのではありませんかと聞いたとき、マネージャーは自分の性格の欠点を指摘されたと思ったのよ」これにはのけぞりました。私はちゃんと理解したくて聞いただけで、誰かの性格についてあれこれ言うつもりはありませんでしたから。シルヴィアは私を守ってもくれ、一緒にいると何事も楽しかったです。

　およそ５年後、私は大きな町に引っ越しました。そこには誰も頼る人がおらず、唯一の経済的・精神的支えである母と兄からは何百マイルも

離れていたので、とても心細かったです。このとき私は熱心なカトリック教徒になり、ハンサムでスーツを着ているという理由で、ある男性とつき合い始めました。信じて下さい。大学で授業を取りました。日課があったほうがうまくいくと思ったからです。誰の脳みそも借りられなくて、つまり相談相手がいなくて、私は無防備な状態でした。

　幸い、再びソーシャルワーカーとして職を得て、知的障害の人たちを相手に仕事をしました。そのおかげで私はいくらか「ふつう」の安全な日常に戻ることができました。都会の人はアメリカ中西部の田舎に住む人より広いものの見方をしていたので、私はホームレスや扱うケースの世間慣れした人たちからまったく新しいものの見方を授かることになりました。彼らは嫌がらずに私に教えてくれましたが、自分たちが生きていくことが最優先で私はその次だということをはっきりさせました。初めて私は他の人にも優先事項がある、私のとは違うだけでなく、ときには私のより大事な優先事項があると知りました。実際、すべてのサービスが私とは関係のない優先事項で終わってしまうことがありました。いつも支えてくれる友だちのエレンさえ生活について私に「教える」のにほんの少しの時間しか割けませんでした。それが大都会の生活で、数年後私はまた田舎に戻ってきました。恐ろしいことに、私は知的障害をもつ成人のための小さなセンターの責任者でした。幸い母がたびたび来てくれて、誰の翼の下でも休めないときには相手になってくれました。このあと私はイギリスに渡り、異国人としてそこで長く暮らすことになります。

どうやってここまで来たか

　あらかじめ設定したテーマがあるかのように、同じような展開でものごとが進みました。周到に準備したわけではなく、実際にこんなふうにだったのです。私にはさまざまな経験と増えていく情報の基地があり、その基地の上に新しい経験を重ねるという具合でした。意識して情報の基地を使わなかったら、今頃、私はおあつらえ向きの、同情すべき容疑

者と自分を結びつけたり、何をするにも経験に深く寄りかかったりしているでしょう。経験だけを頼りに、自分の行動を顧みたり、他の人の行動に説明をつけようとしたり、新しく学んだ情報にふさわしい文脈を探したり、自分が価値ある人間だと言い聞かせたりしているでしょう。

　私の対人面での成長をあらゆる角度から見て、人間関係を育てるうえで役に立ったのは次のようなことでした。

子どものとき
- 誰もが顔見知りになれる小さな学校に行く。
- 家族から「かけがえのない大切な子どもだ、どんな仕事についてもやっていける」と言ってもらえる。
- 寛容さとユーモアにあふれる家族である。
- 「ものごとにはいつも意味があるわけではない。おまえが何かを聞き落としたわけではない。そういうこともあるのだ」と言ってもらえる。
- 私が正しいことをしたらさりげなく注目し、間違ったことをしても大騒ぎしない家族である。

大人になったら
- 私と一緒にいることを望み、私を受け入れてくれる人を見つける。
- 自分には価値があり、頭がいいとくり返し言い聞かせる。
- 私の話す最新情報に辛抱強く耳を傾けてくれ、私ために文脈に当てはめるてくれる人がいる。
- 私が失敗してもゾッとせずにほほえましいと思ってくれる人がいる。
- 私と他の人との違いより共通点を教えてくれる人がいる。
- たとえ酔っぱらっていてもいいから、私を見ていてくれる人がいる。私が無防備なあまりトラブルに巻き込まれそうになったら気づいてくれるから。
- たとえ違う意見でも、私に決めさせてくれる人がいる。
- 私の意見を聞き、私に自信を与えてくれる人がいる。

・静かで、落ち着いていて、自信があるように見える友人がいる。
・自分の意見をわきに置いて、私の話に耳を傾け、私がそう言うには理由があると思ってくれる人がいる。
・私の観察が普通とは違っていても、もっともだと受け入れてくれる人がいる。

　お世話になった多くの方へ。広い意味で言えば、私は個人ではなく、みなさんのご好意の総体なのです。

第13章
私の経験と観察から
アン・ヘンダーソン

ルーク・ベアドンから
 アンの使う、テンプレート（型）という言葉と「人はテンプレートに合わせることを求められている」という考え方に同感です。NTたちが「自分たちは本当のところ、人にレッテルをつけたくはないんだ」と言うのを聞くと強い違和感を覚えますが、これこそ人が診断を受けようとしない理由でしょう。診断は診断です。きちんと診断を受けないばかりに、いろいろなレッテルをはられる——行儀が悪い、自分勝手だ、失礼だ、攻撃的だ——だけで終わってしまうことがよくあります。不正確でとても有害なレッテルです。この世界ではみんなが同じではありません。一日も早く、このことが理解され、ASの本質が受け入れられるとよいと思います。

　私の息子はアスペルガー症候群です。そう診断されたのは約10年前で、学校を卒業してからずいぶんたった20代後半のことでした。息子は私がこの文章を書いていることを知っていて、ASの生活の大変さを説明するのに役立つなら、と私が書くことを喜んでいます。
　人間関係にはおおいに悩まされましたから書くのはいちばん難しいです。ASのことで私や他のNTがこれほど理解しづらいところはないと思うほどです。幸い、私には素晴らしい友だちがいました。特に年長のふたりはいつも支えてくれました。
　息子には今でも理解するのが難しいことがあります。友情の複雑さ、人と人との境界線、自閉症スペクトラムではない人には何でもない微妙

なニュアンスです。

　お話しできる経験は何百とあります。楽しいものもありますが、ほとんどは辛いものです。幼い頃息子は他の子どもたちと仲良く遊べず、ひとりでいるとご機嫌でした。幼稚園はとても辛い場所で、自分の部屋にいるほうがずっと幸せそうでした。学校はもっとずっと苦労の多いところでした。家族でどこかの家に招待されるのも大変でしたが、次に呼ばれることはめったにありませんでした。でも、私たちをありのまま受け入れてくれた人たちも何人かいました。誰が友人で、誰がそうでないかわかったのはこの頃です。子どもの頃からの友だち、親しくしていた友だちのうちの何人かが、友だちでいるより距離を置いたほうが楽だと離れていったのは今でも悲しいことです。アスペルガー症候群の人がいると、家族でも気持ちよく一緒に暮らすのは難しいです。私の両親はとても協力的でしたが、ときには家族みんなが辛くなることがありました。結局、同じような経験をした人にしかわかってもらえないのです。

　大きくなるにつれて、あらゆる問題が噴出しました。たとえば、私くらいの年齢の女性を見ると自分の母親と同じだと考えてしまい、自分のいつもの行動がどうして理解されないのかわからないのです。特に、人と人の間には境界線があり、人とあまり接近しすぎてはいけないというパーソナルスペースの概念は理解しづらく、実際にも守れませんでした。

　書き続けるのは辛いです。同じような子どもをもつ友人には欲求不満や疎外感を素直に話せますが、ありのままの自分を出せる友人がもっと欲しいと思っても見つけるには時間がかかります。

　息子はとても社交的です。3年間病院で正しい援助を受けて、やっと今は立派にやっています。5人と同じ家に住み、ふつうの大学にちゃんと通っています。ここまでこれたのは適切な支援を受けられたからです。息子も私も数年前には考えられなかったほど幸せです。ついにこの日が来ました。

　私たちの暮らす信じられないほど実利優先の社会では、みな「型」に合わせることを求められていますが、これはASにとってはとても難しい

ことです。伝える方法はたくさんありますから、社会に AS の複雑さをもっと知ってもらいましょう。最近、AS のことを知る人が増えているので、AS にやさしい暮らしになっていくだろうと期待しています。これが社会とのつながりについて私が考えていることです。

第14章
見知らぬ国の見知らぬ人
定型発達者の国を旅する

コーニッシュ

ルーク・ベアドンから
　コーニッシュはものごとをまとめる名手です。ASが世界をどう見ているかよく知りたいというNTがいたら、この一節を勧めます。特に、ASの視点で見たら、NTたちの行動は奇怪で非論理的に映るという見方には賛成です。私はNTとASはともに調和して暮らす準備ができていると信じていますが、それが実現するためにはNT側の努力が大いに必要だろうとも思っています。必要なのはASの本質を学び理解する努力と、どのような社会の改変や整備が必要かという理解です。

大きな謎：NTの人間関係と関わり
　本章をこれから読もうとしているみなさんが、アスペルガーの遺伝子型についても、定型発達者（NT）の遺伝子型についても何も知らないなら、読みながら「いったいどこがうまくいかないんだろう」と頭を悩ませ続けるでしょう。私はアスペルガーです、そしてこの章は間違いなくアスペルガーの視点から書いています。おもに経験と観察の形でいったいどうなっているのか、2, 3例を挙げて、私コーニッシュの結論を書きます。いくつかはすでに他のアスピーがまとめたものです。次に、私がどうやってアスペルガーの人間関係をめぐる問題を克服してきたかを書きます。では、始めましょう。最初に基本的なことをいくつか。

二つの遺伝子型のおもな違いのひとつは次のようなものです。NTはとても複雑な社会に住んでいて、そのコミュニケーションにはあいまいさ、隠喩、漠然としたもの言いが満載です。つまり、必要なときはいつでも自分の愚かなところを隠せるのです。彼らは大きな灰色の世界に住まねばなりませんが、まわりの人の気まぐれに合わせて自分をがらりと変えられます。これは多くの必要に応じて自分を変えられるということで、必要なときはいつでも周囲になじみ、適応する手段を与えられているということです。NTにとって周囲になじむというのは最優先事項です。彼らの忠誠心はいつでもその時代の社会の好みと文化的方針に向けられ、仲間に向けられます。

　アスピーは実際の、物質の世界に住んでいます。この世界に複雑な社会のフィルターはありません。私たちは意見をもちますが、コミュニケーションの主要な部分は事実にしっかり基づいています。あいまいさを処理することができませんので、失敗や混乱を最小限にするためには簡潔で正確である必要があります。純粋に社交のレベルでつき合うというよりむしろ知的レベルでつき合います。美しいもの醜いものすべて含めた、事実そのまま、それが私たちの生きている世界です。私たちの忠誠心は（もし堕落していなければ）事実に向かいます。他の人がどう考えているかではありません。「すべての事実は友好的である」と私は学びましたが、これを学んでいながら、事実をうまく処理できなかったら、問題はあなたにあります。事実のほうに問題はありません。これは自明の理です。我々の忠誠心の向かうところ、それはいつも自分独自の考えであり集団のメンタリティではありません。

　二つの遺伝子型が出会うときにどんな違いが見られるか例をあげましょう。

　ある日、NTたちの話し合いに引きずり込まれました。いちばん近い人、愛する人と議論するかどうかが「議題」でした。そして「よく話し合えば誤解は解ける」というおなじみの口実までついていました。こういう場合、私の最初の反応は「どうして？」です。言葉を使っても使わ

なくても、どうしていちばん親しい人間に攻撃をしかけたくなるのでしょうか。ともかく、話し合いはするが、言い争いはしないというのが私の立場です。私は言い争いが下手だから。他のアスペルガーもそうですが、私は対立関係が嫌いです。だからどちらにも味方しません。言い争いをするアスペルガーもたくさんいますが、今はそれには触れません。私の意見を聞かれ、私はいつも難しい立場におかれます。私は注目され、二つのうちひとつを選ぶはめになります。

もし「私は愛する人とは言い争いはしない」（実際そうなのですが）と言えば、懐疑的な態度を取られるか、あからさまな敵意を向けられるかです。どうやら、気がつかないところで、私は誰かのことを非論理的だとか、あまり思いやりがないと態度で示しているらしいのです。そのため私はいやなやつと避けられて、負けです。たとえ問題が相手側にあったとしても。

「いちばん親しい人とも議論する」に賛成もできますが、それでは自分のウソをついたことになり、私にとっては大きな気持ちの負担になって、ずっと落ち着きません。そもそもNTどもの平安のために私がウソをつくなんてイヤです。

結局私はこの自己正当化ゲームのどちらの味方もしたくないので黙っているしかありません。そうすると私はおバカさんに見え、どのみち勝てないのです。とうの昔にNT男性に話しかけるのはあきらめました。どんな種類の男性であれうまくいかないのです。

次の例は買い物に出かけた時のことです。買い物を済ませて支払いをしようと列に並んでいると、二人の女性が通路でおしゃべりしているのに出くわしました。レジの近くに立っているのですが、列に並んでいるかどうかわかりませんでした。実際には並んではいなかったのですが、そのときはわかりませんでした。確信のもてない事態に直面すると、私は結果が出るまで待つのが常です。突然ひとりの女性が私のほうを向いてこう言いました；

「ごめんなさいね。どいてって言ってくだされば いいのに」

これにはぞっとしました。出口のドア近くでその人が友だちを待っていました。私は何か言わなくてはと思い、私の気持ちを伝えようとしました。「すみません。私を普通の男と同じと思っているんじゃありませんか。私は誰にも、『どいて』なんて言いません。そんなことを言われているのなら、つき合う人を選んだほうがいいですよ」
　後で誰かが教えてくれたのですが、その女性の言葉は自分が困らせた人をなだめるためのものだったようです。私はこれを文字どおりにとって、完全に誤解したのです。そのうえ、この言葉はNTがどう扱われたいか、如実に示しています…とても悲しいことです、これは生まれつきでしょうか。それともピアジェの理論ですか。誰かわかりますか。
　また別の時のこと、地元の新聞販売店で順番を待っていました。隣に立っていた老婦人が、私に５分だけと言って、わかりきった天気の話を続けるのです。おばあさん、私は車を飛ばしてきたんですよ。どうしてNTはわかりきったことを、ことあるごとに話そうとするのでしょうか。
　OK, これがNTのおしゃべり、話の口火を切り、暇つぶしに使うものと理解しました。しかし、ここで私が５分の恩に報いてもらいたくて、上昇温暖気流の話や、上昇温暖気流と海水の関係を話し始めたら、たちまちこう言って逃げ出しました「そんなこと知らないわ」。
　もちろんそんなことは予想の上ですが、目には目を、です。私が言いたいのは、二つの情報伝達システムは相いれないということです。当人たちはいつこれに気づくのでしょうか。
　現実を見ましょう。あなたは毎日、折り合いの悪いパートナーとNT世界に暮らし、言い争う一方で（正直に、相性が悪いと認めればいいのに）、他方では、どれほどひどく女性が男性に扱われてきたか、今も扱われているかという使い古された誇張に落ち着きます。またもや、人間関係を組み立てる社会のルールに固執しているのです。これらすべてを受け入れるわけにはいかないと思いつつも固執するのは、誰もボートを転覆させているところを見られたくないからです。先ほどの、私と老婦人の例はマイクロソフトとアップルのコンピュータソフトに互換性がないよう

に、うまくいくわけがないのです。

あなたはつき合いたいグループのどれともうまくやっていかなければなりません。他のメンバーと同じコミュニケーションの流儀、キャッチフレーズ、スローガン、隠喩の使い方、服装をし、同じ意見、同じ偏見をもち、どんなことがあろうとそれらを守らなくてはなりません。そして、グループが好ましいと思うTシャツやナイキの靴やiPodをそろえ、自分のアイデンティティはすべて忘れなくてはなりません。基本的に、あなたはグループのメンタリティに沿うよう自分を変身させなくてはならないでしょう。あなたの決めることはグループ全体の決定でなくてはなりません。自分の考えをもとうなんて思ってはなりません。そんなことをしたら、即追放されます。アスピー流の直接的コミュニケーションも忘れなさい。あいまいで、矛盾した表現を多用し、ほのめかしたり気まぐれなことを言ったりして、その奥にある言いたいことを隠さなくてはなりません。これがうまくできればできるほど、人気が出て、人間関係でもいい立場に立てるでしょう。

次に誠実さ、話しているときの誠実さ。NTにはNT版の誠実さがありますが、アスピーのものとは大いに違います。バーの高さが私たちのものとはまったく違うのです。でもそれは率直さとでもいうべきものであって、誠実さとはまったく違います。NTが進めるのはここまでです。ここから先は、体内警報システムが作動して、率直な物言いさえできなくなり、代わりに、嘘つきマシンとでも言うべきものが働いて、うまくカバーしてくれます。

何が起こっているかというと…自分に正直になれるかどうかの分かれ道にさしかかっているのです。NTは正直の道を進めません。私の心理学の先生は（この分野では大御所なのですが）、誰もがお互いに何も包み隠さないようになったら、世界は戦争と無秩序の時代に突入するだろう言っています（周りを見回すと、……嘘つき体制にいいことがあるなんて思えません）。ロイは嘘つきマシンこそNTの人つき合いの歯車を円滑にするもの、ものごとをスムーズに進めるものだと言っていますが、私には

大いに疑問です。困ったことに、その嘘つきマシンが動き始めるとNTは自分が真実を言っていると思いこんでしまいます。なんてこった。人が言うことの大部分が信じられないとなると、世の中は間違いなく不信感だらけになります。もしNT同士がお互いへの敵意でいっぱいになったとしたら、進化がそれはいいことだと認め、放っておくはずがありません。例えばこういうことです。

　もしあるNTが「大ばか者」のようにふるまっていて、誰かが当の本人に注意したらどうなるでしょう。注意された方はたぶん注意した方をたたきのめすでしょう。(だからNT同士は注意しないのです)もし私が「大ばか者」のようにふるまっていたら、私は誰かに教えてもらいたいです。そうすれば何とかできますから。こんなことがどうしてそんなに難しいのですか。

　個人情報の開示。NTは自分の個人情報を誰にも漏らさないようにするのに慣れています。簡単に言えば、それを使って誰かに傷つけられるのではないか、誰かを傷つけるのではないかとお互い相手を信用できないのです。彼らが相手に期待しているのはその程度なんです。アスピーはすぐ相手を信用すると何度言われたことでしょう。

　私たちの多くは、疑うことがあるなんて疑いもしません。このためアスピーのような、もともと誰かの優位に立とうなんて思っていない人にとっては、ごまかしの多い世界で安全だとは感じられません。間違わないでください。NTの優先事項は、チャンスがあれば劣ったものを支配することです。NTの歴史はこの実例であふれています。NTの自尊心は他のやり方では収まらないようです。これは不変のことで、私には大きなハンディキャップです。その考え方でいけば、NTたちが偽りのない行動をするようになるまで、私たちにとって善良で誠実な世界はありません。今のままの世界が続きます。

　NTが好きなもう一つのゲームが人気者ゲームですが、そんなもの、どうでもいいことです。むだで意味のない行為です。あなたは知り合いになってよかったと思える人か、それとも、こちらを利用するだけのくそっ

たれでしょうか。実際には誰もがその間のどこかを、その時の必要に応じて、いちばんぴったりのものを選びながら泳いでいます。これは生き残るために必要なことであって、論理はいっさい見当たりません。しかし、もしお手本が欲しいのなら、「アプレンティス」（The Apprentice：アメリカで始まったテレビ番組。参加者が様々な課題に取り組み、その中で起きる葛藤や対立など経験しながら仕事を獲得する様子を放送する）や「ビッグブラザー」（Big Brother：オランダ発祥のテレビ番組。外部から隔離されて、全ての場所にカメラとマイクが仕掛けられた家で、十数人の男女を3ヵ月生活させ、彼らの生活を全て放送する）のシリーズを見ればよいのです。NTであるとはどういうことか、その素晴らしい例がありますから。

　では、私コーニッシュはこの全くのナンセンスを避けて、人とつき合うために何をしたか。時間はかかりましたが、最後にはうまくいきました。自分にとっては自然でない社会システムには距離を置き、自分の気持ちが惹かれるところに行くのです。私はいつも「へんてこさ」に惹かれ、サブカルチャーに関わる人たちに惹かれてきました。それだけでなく彼らも私に惹かれていました。変人たちの狭い世界に住む人たちに会うといつも、必ず仲良くなれるのです。パンク、ヒッピー、ニューエイジ、変人、奇人、誰にも自分と何かしらの共通項が見つかるのです。もちろん、全員にというわけではありませんが、彼らの中に私と同種の人が見つかる傾向があるのです。寛容で、開けっぴろげで、因習や社会の風潮を気にしない人たちでした。誰が何を考えていようとまったくどうでもいい人たち。

　さて、私は、いやなことを忘れるためにすべてのアスピーがすぐにでもロックンロールを目指して出発すべきだと言っているのでありません。それが私にはうまくいったということです。今はもう参加していませんが、セルフメディケーション（医者にかからず自己治療すること）は多くのアスピーに社会へのドアを開けてくれました。恩恵を得ているNTもいます。これは夜更けに、世間に知られず行う人とのかかわりです。私

は20歳の時にこのサブカルチャーの世界に入り、以来、楽しく続けています。同好の人たちと交わることが楽しいです。私と同じように周囲からつまはじきにあっている人たち。そのことにいらいらして、ただ静かに落ち着いて自分の好きなことをしたいと思う人たち。

　皮肉なことにイギリスのサッチャー政権はこれを可能にしてくれました。私は早くから、自分のものの見方、大事と思うことが世間の人たちと違うことに気がついていました。私は世間一般の人と何か一緒に取り組みたいとは思っていませんでしたし、彼らもそうでした。だれでも自分の居場所はわかっているのです。素晴らしいことに。失業率が上がって、私は世間の外に出ることになりました。自明で理にかなうこと、それは接触を避けることでした。これでまったく孤立した生活になりましたが、私には好都合でした。私の生活に登場する人を完全にコントロールできるようになりました。信頼できる人だけがコーニッシュワールドに出入りしました。そして我が家は「迷い人のためのコーニッシュ邸」として有名になりました。

　もしあなたが世間のNT社会に入りたいとしたら、何ひとつあなたには当てはまりません。駆け引きの多いNT社会でうまくやっていくお手本や術を探しているのなら、先ほどのことはすべて忘れてください。アスピーの役に立つことはひとつもありませんから、現実的に行きましょう。NT社会はいつ地雷を踏むかわからない危険な場所に違いありません。

　あるとき大学の先生が私にこう尋ねました。

「アスペルガーの学生が世の中でやっていけるようにするには何を教えるのが一番いいだろうか」

　しばらく考えて私はこう答えました、

「そうですね、ウソをつくこと、だますことを教えてください。こう言ってください。『言葉でいつも人を惑わせ、人を馬や牛のように扱い、常に自信をなくさせ、不安がらせなさい。自己中心的、変質的、精神病患者で殺人者になりなさい。他人のことを過度に気にかけ、実生活ではできるだけ距離を置くようにしなさい。自分以外の人になるために徹底的に

「盗み」なさい。ひょっとしたら、ホントにひょっとしたら、勝ち目があるかもしれないよ』と。でも忘れずにつけ加えてください、話題のNT世界では人は4歳の頃までにウソのつき方を徹底的に身につけるようだから用心しろよ、と。おっと、何か変なこと言いましたか」

そうですね。明らかに変なことを言いました。でも、いいですか、私はこれでも控えめに言っているんですよ。私たちがNTと共に暮らすこの星はNTのものです。私たちにとってなじみがなく不自然なNTのやり方に合わせなくてはなりません。NTは何千年にもわたって、すべてを支配してきました。その中には私たちや、彼らの期待に沿わない人たちも含まれます。ある程度まで、彼らはこうせざるを得ないということを忘れないでください。NTに向かって「エゴを捨ててください」とか「自分を変えてください」と頼んでもむだです。生まれつきそうなのか、そう育てられたのか。そんなことは問題ではありません。彼らはあの通りなのです。私たちアスペルガーにとって残念なことですが、先ほどの心理学の先生によれば、NTの、それも中心となる男性を刺激する二大要因は、前頭葉のお粗末な制御さえほとんど受けていない性欲と攻撃性だそうです。これを聞くと気が変になりそうです。そして、精神的ストレスで冷静さを失ったアスピーの首には「挑戦的行動」という札がかけられるのです。

金曜日や土曜日の夜の繁華街でパブやクラブで羽目を外すようなことが起こったら、それこそいわゆる挑戦的行動でしょう。警官か事故担当、緊急担当の人に聞いてみなさい。自己制御機能のお粗末さときたら、ああ恐ろしい。程度の差はあれ、これが「素晴らしき」NT社会のつき合い方です。特にアルコールが入ったときの。

一般化しすぎたかもしれません。でもこれらは正真正銘のNT社会で私が経験したことです。NTはとても非論理的で危険なことを信じ込んでいて、それに私は長年惑わされてきました。彼らは結果がどうであれ、今でもしがみついています。たとえば大量破壊兵器、ナチズムの台頭、ある種の宗教もその例です。しかし、これがその社会の旗印の下で正当化

されるということを忘れないでください。そして、ここに参加したい人は誰もうまくこなさなくてはならないことがあります。そうです、誰になら ひどいことを言ってもいいか、誰の背中になら刃物を突き立ててもいいかを本当に知らなくてはなりません。いつそうしろと言われるかもしれませんから。私はどうするかって？ご心配なく。この世界から身を引いていますから。

　今これを書いている私はおよそ40歳で、アスピーの鞘(さや)にくるまって暮らしています。わかったのは、もし私が他のアスピーたちとつき合えば、機能的によく似ているわけですから、いわゆる社会的な障害は存在しないということです。私たちは同じOSをもっているので障害はない、不変の論理です。

　ここ数年、奇妙なことがわかりました。私と気が合う人、親しくなった人、20年あまり前からつき合っている人（私がアスペルガー症候群について知ったのは2001年、診断を受けたのは2003年）が、ここ数年で親になりました。彼らはアスペルガーの診断を受けたか、受けている途中の人たちで、自分をよく観察し始めています。また、その後知り合った人の多く、言いかえれば、私が自分の世界に誘った人の多くが「眠れる」アスピーのようです。私がアスピーのことを調べているときに、アスピーは全体からみれば少数だけれどお互いを見つけ出す傾向があるという記述を読んでいたので驚くことはありませんでした。（ここでアメリカのテレビドラマ「トワイライト・ゾーン」のミュージックスタート）アスペルガー症候群は私の専門ですから、会話の中心はいつもこれです。アスペルガー症候群のことを説明した後、いつもこう言われます

　「私もずっとそうだった」。

　アスペルガーとわかったときの私の反応も同じでした。

　アスペルガー仲間よ、大いに楽しもう

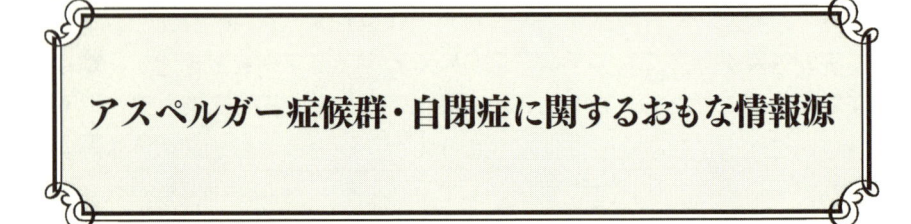

アスペルガー症候群・自閉症に関するおもな情報源

全国の発達障害者支援センター　　http://www.rehab.go.jp/ddis/ 相談
　　　　　　　　　　　　　　　　窓口の情報 / 発達障害者支援センター・一覧 /

厚生労働省　発達障害情報センター　　http://www.rehab.go.jp/ddis/

文部科学省　発達障害教育情報センター　　http://icedd.nise.go.jp/

日本発達障害ネットワーク（JDD ネット）　　http://jddnet.jp/
〒 105-0013　東京都港区浜松町 1-12-14　昭和アステック 5 号館
TEL：03-5733-6855　FAX：03-5733-6856　メール　office @ jddnet.jp

社団法人　日本自閉症協会　　　　　　http://www.autism.or.jp/
104-0044　東京都中央区明石町 6-22　築地 622
TEL 03-3545-3380　FAX 03-3545-3381　メール asj@autism.or.jp

NPO 法人　アスペ・エルデの会　　　　http://www.as-japan.jp/
〒 452-0821　愛知県名古屋市西区上小田井 2 丁目 187 メゾンドボヌー小田井 201 号室
TEL 052-505-5000　メール info@as-japan.jp　発達障害児・者の支援

NPO 法人　全国 LD 親の会　　　　　　http://www.jpald.net/
〒 151-0053　東京都渋谷区代々木 2-26-5 バロール代々木 415
TEL & FAX 03-6276-8985　メール jimukyoku@jpald.net

NPO 法人　えじそんくらぶ　　　　　　http://www.e-club.jp
〒 358-0003　埼玉県入間市豊岡 1-1-1-924
TEL & FAX　04-2962-8683　メール info@e-club.jp
主に AD/HD 支援、AD/HD との併存が多い自閉症・アスペルガー症候群
関係もサポート

訳者あとがき

　私は昨年と今年、通訳として英国における発達障害、主にアスペルガー症候群（AS）の人たちの支援の実情を視察するため、2つの視察団に同行しました。1つは大学生、もう1つは犯罪行為に走った人の支援の視察でした。当初、ASの成人した息子をもつ私にとっては、両分野ともに身近な問題とは思われませんでした。しかし、実際に視察するうちに、まさに息子が日常的に直面している問題であることに気づいたのです。ASの人たちの多くが、定型発達者（NT）に対して彼らの表現方法が受け入れられず、意思疎通が困難になり、そのために誤解が積み重なり、孤立していくというパターンをたどっています。法を犯した場合、さらに環境など他の複雑な要素がからんでおり、そういったことにひとつひとつ焦点をあてて、支援していくことが必要であるということを痛切に感じました。

　この両視察団の訪問先を手配する上で、本書の編者であるルーク・ベアドンさんに会うといいですよと数人からアドバイスされました。ベアドンさんがこれらの課題に深く関わっているからです。彼は英国自閉症協会（NAS）に長年務めた後、現在はシェフィールド・ハラム大学の「自閉症センター」で、大学院生に自閉症を教え、また触法行為に至ったASの人たちから膨大な時間をかけて聞き取り調査を行い、200ページにもわたる論文を書いています。今回は予定が合わず残念ながらお会いできませんでしたが、私の担当した1章から7章までを訳しながら、本書は、ベアドンさんが編者だからこそ実現したのだと思いました。彼の「まえがき」を読んでとくにそう感じました。

> 私はNTの人たちの言動によって、困惑し、疲れ切っている多くのASの人たちを知っています。おおげさではなく、私のまわりにいるASの人、すべてと言ってもいいでしょう。なぜ大半のNTは「ASにやさしい」環境を整える努力をせずに、ASの人たちを自分たちのように変えようと躍起になるのでしょうか。

このような前提でASの人たちを見ているベアドンさんだから、偏見のない目で彼らを見ることができたのです。本書を訳しながら、果たして私は無条件にASの人を尊重する価値観をもっているのだろうかといつも考えさせられていました。

本書の執筆者はASと診断されている人が12人と、診断はされていないがASの疑いの濃い1人と、親が1人です。経歴はさまざまです。ウェンディ・ローソンやリアン・ホリデー・ウィリーのような何冊も本を書いている「有名人」もいます。物事の受け止め方も、語り口もさまざまです。その全員が、「人間関係」という切り口で、自分をとりまく社会をどう見ているのかについて書いています。

各人の現実の生活は厳しいものですが、各章は具体的な問題への案内者として導いてくれています。

執筆者たちは、NTの世界に適合しようといじらしいほど努力しています。そして、自分の辛い経験を生かして、少しでも人の役に立ちたいと、具体的な提案をしています。

第1章では、ASの情報処理が「単一チャンネルであり、NTのように複数の情報を同時に処理することが苦手」なので、インターネットのコミュニティの利用を薦めています。インターネットでまず人間関係の「練習」をすることを提案し、またネットのヘビーユーザーである彼だからこそ知りえるトラブルを回避する方法も伝授しています。

また、自分に友だちができない原因をあれこれ分析し、相手の感情を察するために涙ぐましい努力をして、自己流の方法を編み出している人もいます。第2章の執筆者はTVのホームドラマを録画して、消音にして、俳優の表情や身振りから登場人物の感情を推測してみる方法を考え付きました。

こうした努力をなぜ私たちは一方的にASの人だけに強いるのか、ときにはベアドンさんが解説で怒っています。

　多くの執筆者は、自分にはなぜ友だちがつくれないのか、さまざまな分析を試みています。たとえば第4章では、「私の表情や口調やふるまいが奇異に思われる。言動が他人の神経を逆撫でしてしまう。(中略)自分の関心事について話し出すと、周りが引いていようがおかまいなく続けてしまう」。

　第6章では、「友情」は、常に頭の中から離れないものであり、「頭の中では、常にそのことがあり、ＴＶがついている状態のように、ボリュームを下げることはできますが、完全に消すことはできない」としています。そして第7章の執筆者にはびっくりです。勤め先の自閉症の利用者とあまりにも心が通じあうので、職場からも家庭からも、一度アセスメントを受けることをすすめられ、その結果ASと診断されたというものです！ひとり一人なんと個性的で、なんとユニークな経験をしているのでしょうか。

　執筆者たちは、少しでもASの人が生きやすくなるために、NTに誤解されないように、たくさんの提案をしています。こんどは私たちがASの人のために自分にできることは何か提案すべきではないでしょうか。

　私にとって本書の翻訳は自分のAS観をもう一度見つめ直すよい機会となりました。このような機会を与えてくださった東京書籍の大山茂樹さんに心から感謝申し上げます。

　　　　　　　　　　　　　　　　　　　　　　　　　　　鈴木 正子

訳者あとがき

　私は本書の第8章から14章までを担当しました。7人の書き手のうちひとりだけはASの若者の母親ですが、他の6人はASと診断されたか、ASだと自己診断している人たちです。母親の書いた第13章だけはとても短く（書くことは何百とあるが、ほとんどが辛い思い出だと言っています）、「数年前には考えられなかったほど幸せ」な現在に至るまでが詳しく書かれていないのは訳しながらとても残念でした。しかし、それ以外の章では、執筆者たちは自らの体験をもとに人間関係（social relationship）を作る上での失敗と成功、注意点を具体的に語っています。ひとり一人が今に至るまでの友人歴（友人はいたか、どんなつながりだったか、どんなエピソードがあるか）、そこに現れたその人のAS的部分（ASの現れ方はさまざまだということの実証になっています）、人間関係作りを通じてわかったこと、ASたち、NTたちに伝えたいことを飾ることなく語っています。具体的であることが何より本書の魅力だと私は思います。

　「柔軟性を欠く、ひとつのことに没頭する」と言われる側の心の内を教えてくれる第9章の二つの詩、周囲の人が発する言葉すべてに意味があると思って情報処理に膨大なエネルギーを費やした子ども時代を振り返る第12章はその一例です。それぞれの章に、抽象化されないASの姿が立体的に描かれています。そして、体験から編み出された、人間関係を築くためのヒント、失敗しないためのヒントも段階を追って、具体的に紹介されています。

　編者のルーク・ベアドンが《よく発達した『アスピーの心の理論』》と紹介する第8章の「アスピー村」はASであるディーン・ウォートンの作ったインターネット上のサイトですが、このサイトの運営、オフ会の設定の

のきめ細かな心遣いに私は驚き、感心しました。「心の理論」は自閉症スペクトラム上にいる人がもち合わせないものとして説明されることが多いのですが、ここを読めば新たな視界が開けるのではないでしょうか。ウォートンは「うんざりするほどNT社会で」経験したことをくり返さないために、居心地の悪くなるようなことはしないと言っていますが、ここにも苦い体験を生かしてASの過ごしやすい空間作り、ひいては友人作りの助けになりたいという強い気持ちが表れていると感じ、とくに心に残りました。

　執筆者たちの現在はさまざまのようです。苦労のあとに自分の活動場所を見つけた人、自分のつき合いのスタイルを決めた人、「アスピーの鞘にくるまって」暮らしている人、「やはり友だち作りは難しい」という思いをかみしめている人。どの人も、そこに至るまでをときにはNT社会への辛辣な言葉もちりばめながら書いています。NTたちへの期待も発信しています。

　この本の翻訳で難しかったのは、原書のタイトルでもあるsocial relationshipあるいはsocialという語でした。社会的関係、人間関係、人づきあい、いくつか訳語をあてましたが、執筆した人の言おうとすることを受け止めているか、狭く、あるいは広く訳しすぎていないか、頭をひねりながらの作業でした。これは、この本の内容そのものにも通じるように思います。目の前の人、身近な人との現在の関係はもちろん含まれますが、これからどのような存在であろうとするか、どのような関係を作ろうとしているかという未来志向的な意味合いも本書から感じるからです。一章を分担するにあたり、social relationshipという語を辞書で調べたり、単語に分けて意味を深く知ろうとしたりする執筆者が（私が担当した部分だけでも）二人登場しますが、彼らにとっても一筋縄ではいかない語のようです。その二人の姿勢は、一語たりとも軽んじてはいけないことを私に改めて教えてくれているようでした。

　このような本の翻訳に参加できてとても幸運に思います。その機会を与えてくださった東京書籍の大山茂樹さんに感謝しています。

室﨑 育美

執筆者一覧

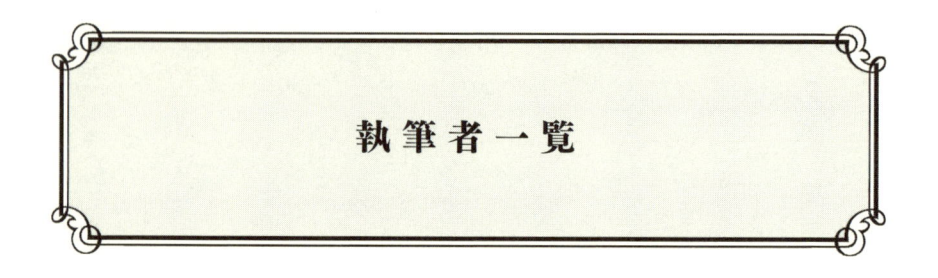

第1章 クリス・ミッチェル　Chris Mitchell
20歳でASと診断された。その後、ノーサンブリア大学で情報と図書館管理のMAを取得し、自閉症メーリングリストの影響について論文を完成させた。現在は教育心理関連の職場で事務員として働く一方、余暇を利用して、就職支援のためのトレーニングや講演、ワークショップなど多くのAS支援活動を行っている。自伝『Glass Half-Empty, Glass Half-Full』が Sage Publishing から出版されている。

第2章 スティーヴ・ジャーヴィス　Steve Jarvis
イングランド南西部のハートフォードシャーでひとり暮らしをしている。学習コンサルタントとしてずっとフルタイムで働いているが、人間関係ではまったくうまくいっていない。45歳でASと診断された。

第3章 ヘイゼルD. L. ポッテージ　Hazel D. L. Pottage
他者との関係にずっと問題を抱えてきた。1976年にはひどい気分の落ち込みを経験し、その後3年間入院した。正式にASと診断されたのは2004年だが、それ以前に読字障害、協調運動障害と診断されていた。将来の希望は、ASへの認識が深まり、ASの子どもたちの生活が彼女の時代よりずっと楽になること、大人たちがお互い相手を受け入れ、寛容になることである。

第4章 ジャイルズ・ハーヴィー　Giles Harvey
1997年、22歳でASと診断された。多くの職業を経験しているが、北西イングランドで、ASと診断された人たちを支援する大きなチャリティー団体で働いていたときにASへの理解を深めた。

第5章 ニール・シェパード　Neil Shepherd
IT産業で仕事を続けながら、正気を保ち、「普通の」人のすることを全部こなすことに数年間苦しんだ末、31歳でASと診断された。結婚、離婚を経験して、今はASのガールフレンド、エミリーと幸せに暮らし、IT産業での仕事も続けている。自分の経験をまとめ、『Wired Up, Wrong』として lulu.com publishing より出版している。

第6章 アレクサンドラ・ブラウン　Alexandra Brown
パートナー、10代の娘とともにノースヨークシャーに住む。7年間図書館でフルタイムの仕事をしている。本は大好きだが、人間はそれほど好きではない。2007年、38歳でASと診断された。友だちに手紙を書くことが好きで、書くことで自分の考えや自分を取り巻く世界を分析しようとしている。

第7章 カムレシュ・パーンディヤ　Kamlesh Pandya
イングランド中部レスター生まれのインド系英国人。ヒンズー教徒。2005年にASと診断された。

英国自閉症協会 (NAS) で 3 年以上自閉症成人の居住施設で働いた。今はコミュニティへの出張支援に取り組み、デ・モンフォール大学で自閉症と AS に関する客員講師もしている。今まで二人ガールフレンドがいたが、どちらともうまくいかず、現在はひとりで暮らしている。アスピー村サイトを通じて親友を見つけた。

第 8 章　ディーン・ウォートン　Dean Worton

イングランド北西部在住。AS について積極的に発言している。民間およびボランティア団体で管理・運営を多く経験した後、現在は性能データ管理者として公的部門で 2 年間働いている。障害者雇用政策による雇用である。自分の時間にはイギリスに住む成人 AS を支援するインターネットの交流サイトを運営している。

第 9 章　ウェンディ・ローソン　Wendy Lawson

AS の成人。社会事業学、社会学、心理学の学位をもつ。パートナーとして、母として、友人として、多くの人に喜びと満足を与えている。自閉症スペクトラムに関しては、「障害」よりも「差異 (diffability)」という言い方を好む。精神疾患の世界で相違をもつことの意味を探求しようとしている。現在、オーストラリアのヴィクトリア州にあるディーキン大学で心理学の博士号を目指して研究中である。著書多数。

第 10 章　リアン・ホリデー＝ウィリー　Liane Holliday-Willy

自伝『アスペルガー的人生 (Pretending to be Normal)』（東京書籍　2002 年）ほか、多くの世界的ベストセラーを執筆している（すべて Jessica Kingsley Publishers 刊）。雑誌等への執筆も多数。アスペルガー症候群についての理解と支援のためのサイト www.aspie.com を主宰する。

第 11 章　ピー・ジェイ・ヒューズ　PJ Hughes

公務員である。1999 年に AS と診断された。自身の経験を講演したり、執筆したりしている。著書に『Reflections: Me and Planet Weirdo』（Chimunka Publishing 刊）がある。

第 12 章　ヴェロニカ（ヴィッキー）・ブリス　E. Veronica (Vicky) Bliss

これまでの生活で非常に多くの AS の特徴を表しているが、まだ AS とは診断されていない。20 年以上にわたって自閉症や他の障害をもつ人たちのために活動し、最近の 6 年間は問題解決に焦点をあてた心理学者として働いている。

第 13 章　アン・ヘンダーソン　Anne Henderson

息子は成長の過程でさまざまな病名をつけられたが、最終的に 27 歳で AS と診断された。2004 年、精神保健法によって保安病院に収容され、2 年間適切な治療を受けたのち、共同住宅に移り、大学 2 年生に復学した。自立と希望を支える適切な支援を得て、人生で初めて、彼自身だけでなく、妹や母親のアンも幸せな生活を送れるようになった。

第 14 章　コーニッシュ　Cornish

2003 年に 44 歳で AS と診断された。それ以来 AS の専門家になってきた。地域の自閉症自助団体の中心メンバーである。この 5 年間は AS の若者・成人のために活動している。悩み事相談電話を開設し、成人 AS の支援グループにも参加している。経験豊富なトレーナーで、AS として生活する際の難しさや喜びを自らの視点で語っている。

編者・訳者紹介

ジュネヴィエーヴ・エドモンズ Genevieve Edmonds
アスペルガー症候群の成人女性。自閉症スペクトラムの人たちへのトレーニングや支援の提供者。

ルーク・ベアドン Luke Beardon
英国自閉症協会（NAS）に長年勤務の後、現在、英国シェフィールド・ハラム大学自閉症センターの主任講師

鈴木 正子 すずき まさこ
北海道生まれ。通訳案内士、翻訳家、IJの会（板橋区 発達障害児者 親の会）代表
《著書》：『この学校、好き！── 母と子で体験したスペシャル・スクール』ぶどう社 1993年
《訳書》：トニー・アトウッド『ガイドブック アスペルガー症候群』（共訳）東京書籍 1999年　パトリシア・ハウリン『自閉症 成人期にむけての準備 ── 能力の高い自閉症の人を中心に』ぶどう社 2000年　ジョン・スミス／ジェーン・ドンラン／ボブ・スミス『ほめて伸ばそうアスペルガーの子 ── 成長支援に効果的な「ポイント制」』東京書籍 2009年

室﨑 育美 むろさき なるみ
大分県生まれ。京都大学教育学部卒業。
《訳書》：カトリン・ベントリー『一緒にいてもひとり』東京書籍　2008年、『希望の子、バラク・オバマ』バベルプレス　2010年

編集協力　山本幸男／編集　大山茂樹／装幀　東京書籍AD　金子 裕

アスペルガー流 人間関係（りゅう にんげんかんけい） 14人それぞれの経験と工夫（けいけん くふう）

2011年8月10日　第1刷発行

編著者	ジュネヴィエーヴ・エドモンズ、ルーク・ベアドン
訳　者	鈴木正子（すずき まさこ）／室﨑育美（むろさき なるみ）
発行者	川畑慈範
発行所	東京書籍株式会社
	東京都北区堀船 2-17-1 〒114-8524
	営業 03-5390-7531 ／編集 03-5390-7513
印刷・製本所	凸版印刷株式会社

禁無断転載　乱丁・落丁の場合はお取り替えいたします。

東京書籍　書籍情報　http://www.tokyo-shoseki.co.jp
　　　　　e-mail：shuppan-j-h@tokyo-shoseki.co.jp

ISBN 978-4-487-80533-4　C0037
Japanese text copyright © 2011 by Masako Suzuki and Narumi Murosaki
All rights reserved.　　　　　　　　　　　　　　Printed in Japan

東京書籍の好評基本図書

[新訂] 自閉症の謎を解き明かす
ウタ・フリス 著　冨田真紀・清水康夫・鈴木玲子 訳
四六判 上製 448頁　定価2,625円（税込）
●オリヴァー・サックスが『現代の古典』と高評する不朽の名著
●最新の医学研究成果を踏まえ、認知心理学から脳科学へとつなぐ画期的な改訂新版　●自閉症理解の最先端とこれからが見える一冊

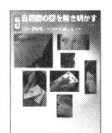

自閉症スペクトラムの少女が大人になるまで
親と専門家が知っておくべきこと　日本初 少女支援の本　必携の書 登場
シャナ・ニコルズ、ジーナ・M・モラヴチク、サマラ・P・テーテンバウム 著
辻井正次・稲垣由子 監修　テーラー幸恵 訳　A5判 並製 416頁　定価 2,400円（本体）

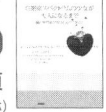

自閉症者が語る人間関係と性　好評
グニラ・ガーランド 著　熊谷高幸 監訳　石井バークマン麻子 訳
クリストファー・ギルバーグ推薦　　四六判 262頁 定価 1,800円（本体）

ほめて伸ばそうアスペルガーの子
成長支援に効果的な「ポイント制」　A5判 並製102頁 定価 1,300円（本体）
ジョン・スミス、ジェーン・ドンラン、ボブ・スミス 著　鈴木正子 訳

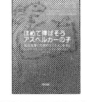

アスペルガー症候群と感覚敏感性への対処法
ブレンダ・マイルズ他 著　萩原拓 訳　A5判 160頁 定価 1,800円（本体）
●感覚の過敏や鈍感の問題の理解と評価、そして具体的な指導法をまとめた　大好評

自閉症スペクトラムの子どもへの感覚・運動アプローチ　入門
岩永竜一郎 著　A5判 並製 192頁 定価 1,800円（本体）
自閉症スペクトラムの子どもたちが切実に困っている感覚過敏性や不器用など、感覚と運動の問題に対して日常生活でできる工夫があることを、わが国最高の支援者の一人である岩永先生がわかりやすく伝えてくれています。本当に必要な支援の仕方がここにあります。　中京大学社会学部教授　辻井正次　大好評

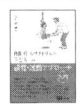

発達障害の子どもの視知覚認知問題への対処法
リサ・A・カーツ 著　川端秀仁 監訳　泉流星 訳　A5判 96頁 定価 1,400円（本体）
●視覚の情報の認識・記憶・整理・解釈などの苦手な子どもたちの問題の理解と対応。
第1章 視覚システムの構造　第2章 視覚能力の初期段階　第3章 ちゃんと見えていますか？視覚の問題について　第4章 視覚の専門家を見つけるには　第5章 視覚スキルを高める活動　第6章 子どもの視知覚機能の改善のために　日本初、自閉症、ADHD、LDの視知覚問題の本　大好評

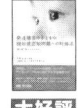

子どもの双極性障害
親と専門家のためのガイド　A5判 上製 592頁 定価4515円（税込）　必携書
ディミトリ＆ジャニス・パポロス 著　いま注目の子どものそううつ病
十一元三・岡田俊 監訳　紅葉誠一 訳　その全貌を知り、支援するための　日本初の基本図書
子どもに躁うつ病（双極性障害）は、日本ではこれまで取り組みがほとんどなされてこなかったことから、この本がもたらす情報は極めて重要。AD/HDとの行動特徴の類似、ほか家庭や学校での対応も詳説。

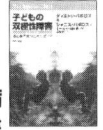